Gagik Hakobyan

Decisões Implantológicas Alternativas para Maxilas Severamente Atróficas

Gagik Hakobyan

Decisões Implantológicas Alternativas para Maxilas Severamente Atróficas

ScienciaScripts

Imprint
Any brand names and product names mentioned in this book are subject to trademark, brand or patent protection and are trademarks or registered trademarks of their respective holders. The use of brand names, product names, common names, trade names, product descriptions etc. even without a particular marking in this work is in no way to be construed to mean that such names may be regarded as unrestricted in respect of trademark and brand protection legislation and could thus be used by anyone.

Cover image: www.ingimage.com

This book is a translation from the original published under ISBN 978-613-4-90422-3.

Publisher:
Sciencia Scripts
is a trademark of
Dodo Books Indian Ocean Ltd. and OmniScriptum S.R.L publishing group

120 High Road, East Finchley, London, N2 9ED, United Kingdom
Str. Armeneasca 28/1, office 1, Chisinau MD-2012, Republic of Moldova, Europe
Printed at: see last page
ISBN: 978-620-8-08489-9

Conteúdo

Prefácio 2
Agradecimentos 3
Introdução 4
Capítulo 1 7
Capítulo 2 13
Capítulo 3 40
Conclusão 56
Referências 57
Detalhes do autor 70

Prefácio

Os implantes dentários são atualmente utilizados com frequência para substituir dentes em falta em várias situações clínicas. No entanto, devido à atrofia ou doença periodontal, as condições locais dos rebordos edêntulos podem ser desfavoráveis para a colocação de implantes. Foram estudados muitos procedimentos para tratar a maxila atrófica, como a utilização de enxertos compostos, enxertos da crista ilíaca e enxertos do seio maxilar.

As tendências modernas da implantação dentária têm como objetivo minimizar o trauma cirúrgico e reduzir o tempo de reabilitação dos pacientes. Neste contexto, estão a generalizar-se as novas tecnologias de implantes sem plástico ósseo, que permitem reduzir o volume e a quantidade de intervenções cirúrgicas e encurtar o tempo de tratamento, tendo sido propostos diferentes métodos alternativos, tais como implantes colocados em áreas anatómicas específicas, como a região pterigoide, o tubérculo ou o zigoma. Qualquer um destes procedimentos requer uma perícia cirúrgica considerável e tem as suas próprias vantagens, limites, riscos cirúrgicos e complicações que envolvem custos biológicos e financeiros.

O objetivo deste livro é apresentar Decisões Implantológicas Alternativas para a Reabilitação de Pacientes com Edentulismo e Maxila Severamente Atrófica.

O trabalho é interessante e útil para os clínicos.

Professor Gagik Hakobyan

Agradecimentos

Agradecimentos especiais a Khachatryan Grigor MD, PhD, Professor Associado do Departamento de Cirurgia Oral e Maxilofacial da Universidade Estatal de Medicina de Yerevan após M.Heratsi, Arménia e

Khachatryan Levon DDS, chefe do centro médico MIM (Medical center of maxillofacial and plastic surgery Yerevan, Arménia), que trabalharam diretamente connosco. A sua disponibilidade e os seus esforços incansáveis são muito apreciados.

Introdução

A utilização de implantes endósseos tornou-se um procedimento padrão no tratamento de pacientes total ou parcialmente desdentados. O sucesso dos implantes dentários depende em grande medida da qualidade e quantidade de osso disponível no local recetor. Apesar das publicações disponíveis sobre os sucessos alcançados na implantologia dentária, o problema da reabilitação de pacientes com atrofia significativa do maxilar superior continua a ser relevante. Tradicionalmente, os maxilares extremamente atróficos, quando os implantes padrão não podem ser inseridos devido à reabsorção óssea grave, têm sido tratados com dentaduras ou próteses fixas suportadas por implantes colocados em osso aumentado.

A baixa densidade e quantidade óssea e a presença de pneumatização sinusal na maxila são caraterísticas anatómicas relevantes na região posterior, uma vez que podem limitar a altura do implante. Infecções, traumas durante a extração dentária, remodelação do osso alveolar após a extração dentária criam defeitos localizados no osso, afetando sua altura e largura, e consequentemente, influenciam a colocação do implante dentário. Os dentes e as cargas mastigatórias que aplicam estimulam o osso alveolar e limitam a sua reabsorção. Imediatamente após a avulsão de um dente, ocorre tipicamente uma significativa remodelação óssea. Mais tarde, a perda óssea vertical tende a estabilizar, com uma média de cerca de 0,1 mm/ano, embora se possam encontrar grandes variações entre indivíduos.

No entanto, os desequilíbrios hormonais, os factores metabólicos, a inflamação e certas patologias sistémicas podem fazer com que a reabsorção óssea volte a acelerar. O sistema de Cawood e Howell para classificar os graus de atrofia com base nas diferenças morfológicas do rebordo residual é extremamente útil para a avaliação de diagnóstico pré-cirúrgico, uma vez que a aparência do rebordo está relacionada com o tamanho horizontal e vertical do osso disponível para implantes[1]. A reabsorção óssea impossibilita muitas vezes a colocação de implantes dentários convencionais na região posterior do maxilar (Classe IV e V de Cawood e Howell). Frequentemente, esta área necessita de aumento ósseo para permitir uma prótese implanto-suportada.

Muitos procedimentos cirúrgicos diferentes têm sido desenvolvidos para aumentar o volume ósseo local em regiões anatómicas deficientes, incluindo osso total/segmentar sobre camadas e enxerto do seio maxilar com osso autógeno e/ou substituto ósseo. Os procedimentos reconstrutivos são técnicas complexas, pois necessitam de uma segunda área cirúrgica para remoção do enxerto, tecido mole de boa qualidade para revestir o enxerto, cooperação do paciente e uma situação geral de saúde propícia para reparar o sítio doador[2]. Até à data, não existe evidência conclusiva na literatura sobre a superioridade de uma técnica sobre as outras em termos de sucesso protético ou de implantes. A decisão de optar por qualquer uma das opções depende, portanto, de factores relacionados com o doente e, em última análise, da experiência e competência do médico.

As opções de tratamento para a reabilitação com implantes do maxilar atrófico podem ser classificadas em duas categorias:

1. Aumento do defeito ósseo.
2. Desenhos de implantes modificados para condições específicas.

Ao longo dos anos, surgiram vários procedimentos e materiais de aumento para aumentar as cristas ósseas deficientes. Os procedimentos de aumento ósseo utilizados em implantologia dentária incluem a reconstrução com enxerto, a ROG, a elevação do pavimento do seio maxilar e a osteogénese de distração alveolar.

O procedimento de elevação do seio maxilar é uma técnica de reconstrução óssea do pavimento do seio maxilar depauperado. É uma das principais opções cirúrgicas que permite a colocação de implantes dentários na parte posterior do maxilar. Normalmente, o osso alveolar torna-se atrófico não só verticalmente, mas também transversalmente, causando problemas de largura para além dos problemas de altura. Em casos complicados de problemas de altura e de largura, a técnica de enxerto sinusal por osteotomia de fratura exterior proporciona uma boa solução para ambos os problemas. O aumento do assoalho do seio maxilar com enxertos ósseos autógenos ou com biomateriais tem sido, desde há muito tempo, o procedimento predominante e bem documentado na literatura [3]. O seio maxilar é uma cavidade confinada com excelente arcabouço cortical adequado para a imobilização do material de enxerto, um pré-requisito para uma cicatrização ideal que pode induzir a formação de novo osso. No entanto, com este procedimento, permanece o risco de perfuração da membrana sinusal, bem como a possibilidade de reabsorção do enxerto em torno do implante.

O enxerto ósseo, quer seja autógeno ou alógeno, acarreta um risco de complicações que incluem o próprio procedimento de colheita (para enxertos autógenos) e a possibilidade de infeção do enxerto, mau encerramento do retalho, deiscência e reabsorção do enxerto.

Capítulo 1

Anatomia do seio maxilar

O seio maxilar, o maior seio paranasal bilateral localizado no corpo da maxila. O seu ápice estende-se até ao processo zigomático da maxila (processus zygomaticus), enquanto a sua base forma parte da parede medial do seio maxilar e da parede lateral da cavidade nasal.

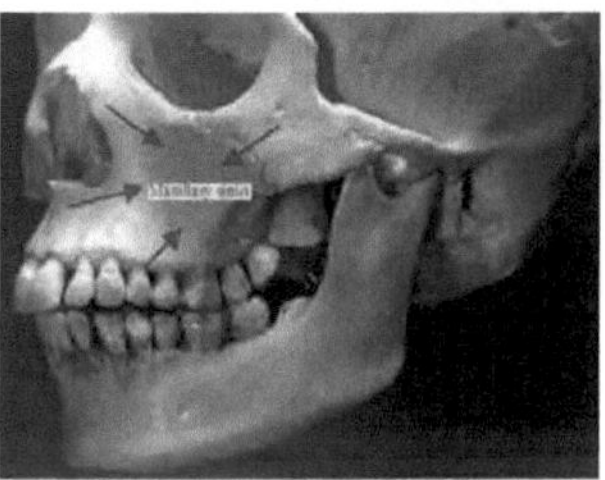

Figura 1. A parede anterior fina é frequentemente usada para acesso cirúrgico ao seio maxilar para procedimentos de Caldwell-Luc.

Função do seio maxilar:

1. Aliviar o peso do crânio.

2. Ressonância da voz.

3. modulações olfactivas e respiratórias através da regulação da pressão do ar dentro do seio durante a respiração.

4. Ar condicionado inspirado.

5. Proteção craniofacial contra traumatismos mecânicos.

6. Produção da enzima bactericida (lisozima) que pode ser significativa na proteção contra a infeção bacteriana da mucosa nasal [4].

O desenvolvimento dos seios paranasais começa na terceira semana de gestação. Continua durante o início da idade adulta. Às 12 semanas, as estruturas dos cornetos estão estabelecidas na cavidade nasal e ocorre a fusão palatina. Um canal embriológico para o seio maxilar desenvolve-se progressivamente entre as 11 e as 12 semanas, lateralmente ao processo uncinado cartilaginoso e a partir do sulco meatal médio. Esta invaginação ectodérmica da nasofaringe começa e cresce lateralmente dentro do osso maxilar. Ela cresce de acordo com um padrão bifásico, no qual a primeira fase ocorre durante os anos 0-3 e a segunda durante os anos 6-12. A fase mais precoce da pneumatização é dirigida horizontalmente e posteriormente, enquanto a fase posterior prossegue inferiormente em direção aos dentes maxilares.

O assoalho do antro em adultos dentados pode atingir aproximadamente 1 cm abaixo do assoalho nasal. Os ápices dos pré-molares e molares superiores têm uma estreita associação com a borda inferior do seio maxilar. O seio maxilar se estende até a área dos pré-molares na borda anterior e o teto é formado pelo assoalho da órbita.

As dimensões aproximadas do seio maxilar nos homens adultos são de 21 a 29 mm de largura, 39 a 49 mm de altura e 36 a 43 mm de comprimento. Nas mulheres adultas, estas dimensões são de 19 a 27 mm de largura, 35 a 45 mm de altura e 33 a 41 mm de comprimento.

O seio maxilar é uma cavidade piramidal, com volume de 12 a 15 ml, contida no osso maxilar. É delimitado superiormente pelo assoalho orbitário, inferiormente pelo processo alveolar, medialmente pela parede nasal lateral e lateralmente pelo processo zigomático e alvéolo vestibular. A parede medial do seio possui uma abertura (óstio) que conecta o seio com o nariz. O óstio do seio maxilar drena para o infundíbulo que se une ao hiato semilunar e drena para o meato médio. A unidade ostiomeatal anterior é composta pelo óstio do seio frontal, via de drenagem do seio frontal, óstio do seio maxilar, infundíbulo e meato médio. Essas importantes estruturas conectam os seios frontal, etmoidal anterior e maxilar.

Anteriormente, o seio se estende até a área dos caninos e pré-molares; o ponto mais inferior do assoalho se estende até a região dos primeiros molares. O teto é formado pelo assoalho da órbita e transeccionado pelo trajeto do nervo infra-orbital que sai pelo forame infra-orbital.

O seio maxilar é revestido por células epiteliais colunares ciliadas, que eliminam as secreções em direção aos óstios. Esta fina membrana é também designada por membrana schneideriana.

A membrana mucosa antral é formada por:

- Uma camada epitelial que assenta numa membrana basal.
- Uma camada de tecido conjuntivo subepitelial.

As glândulas da mucosa estão localizadas na lâmina diretamente por baixo, especialmente junto à abertura do óstio. Normalmente, a espessura da membrana Schneideriana varia entre 0,13 mm e 0,5 mm. No entanto, a inflamação ou os fenómenos alérgicos podem provocar o seu espessamento, quer geral quer localmente (em estrias). Nestes casos, pode ser necessário que um otorrinolaringologista restabeleça o estado fisiológico do seio antes de efetuar uma operação de elevação do seio.

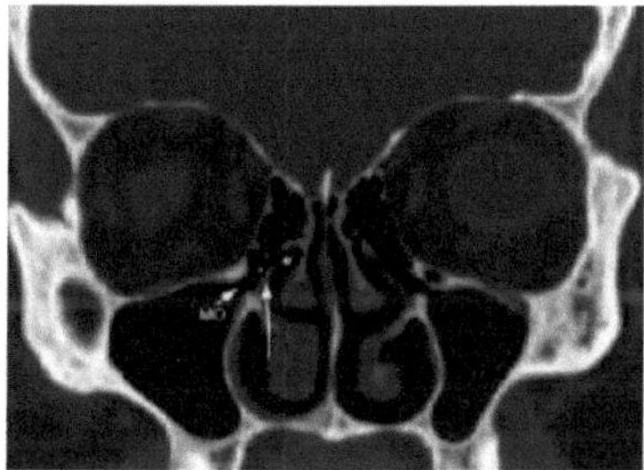

Figura 2. Imagem coronal com seta a apontar para

óstio do seio maxilar (MO)

Vascularização

O seio maxilar recebe seu suprimento sanguíneo de ramos da artéria maxilar, incluindo as artérias infraorbital, esfenopalatina, palatina maior e alveolar. Embora sua presença deva ser investigada para evitar hemorragias durante a cirurgia de enxerto sinusal, hemorragias graves tendem a ser raras, pois as artérias principais não correm dentro da área cirúrgica. Se pequenos vasos localizados na membrana Schneideriana exposta forem rompidos, é melhor deixar que a hemostasia ocorra naturalmente, mas aplicar uma leve pressão com gaze pode ser eficaz, enquanto um eletrocoagulador pode causar necrose da membrana[5,6].

Atrás da parede posterior encontra-se a fossa pterigomaxilar, que contém várias estruturas importantes, como a artéria maxilar interna, o gânglio esfenopalatino e o nervo palatino maior. O assoalho orbital da maxila contém vasos sanguíneos e o nervo infra-orbital. O ramo superior posterior da artéria maxilar pode passar pela área da preparação da janela lateral posterior, com uma distância média da artéria à crista alveolar de 16,9 mm. No entanto, verificou-se que esta distância é tão pequena como 11,25 2,99 mm (desvio padrão) de distância vertical média entre o ponto mais baixo do canal ósseo e a crista alveolar[6,8].

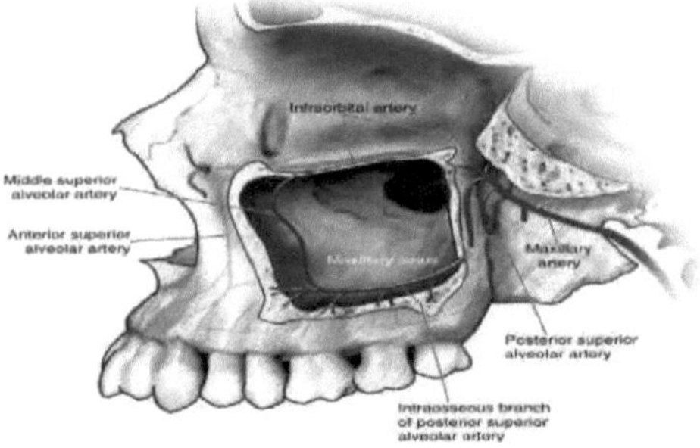

Figura 3. O seio maxilar recebe o seu fornecimento de sangue de ramos da artéria maxilar

Os ramos intra-ósseos da artéria alveolar superior posterior podem ser visualizados nas imagens de TC. As artérias alveolares antrais com um diâmetro superior a 0,5 mm podem ser observadas nas imagens de TC e deve esperar-se uma hemorragia profusa se a artéria tiver um diâmetro superior a 3 mm. Esta artéria é responsável pela hemorragia intra-operatória, que é a segunda complicação mais frequente do procedimento de elevação do seio maxilar, depois da perfuração da membrana. A conceção adequada do planeamento cirúrgico com base nesta anatomia radiográfica ajudará a evitar a hemorragia com a técnica de enxerto sinusal de osteotomia extra-fratura devido à sua conveniência técnica.

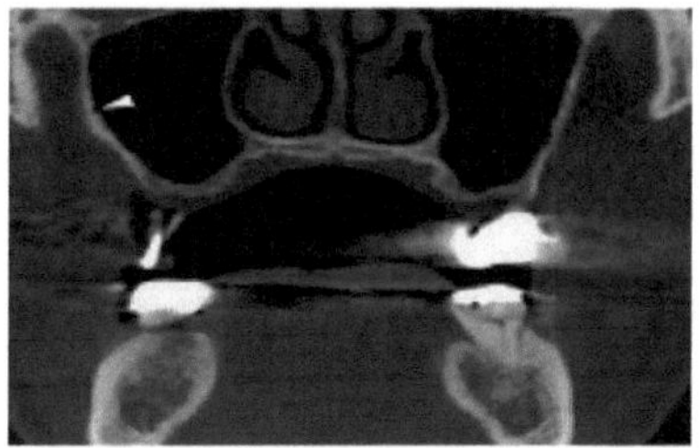

Figura 4. A TC mostra a passagem da estrutura arterial na parede lateral do maxilar-sinusal como um entalhe no seu interior.

O sistema venoso é recolhido por um único tronco, que é uma continuação da veia esfenopalatina, ou por três plexos venosos: os plexos pterigóides anterior e posterior e o plexo alveolar.

Inervação

A inervação do seio maxilar origina-se diretamente do nervo maxilar, o segundo ramo do quinto nervo craniano. Com os seus ramos alveolares posteriores médio e superior, inerva o assoalho do seio posterior juntamente com os dentes molares e pré-molares. O ramo alveolar superior anterior atinge a parede anterior do seio e o plexo dentário superior, correndo abaixo da membrana Schneideriana. Alguns ramos que começam no nervo infra-orbital ramificam-se a partir do tronco antes de saírem do forame infra-orbital. Em seguida, inervam a parede medial do seio maxilar. Ramos do gânglio pterigopalatino e do gânglio esfenopalatino também inervam a mucosa do seio. O seio é revestido por uma fina camada de mucoperiósteo, a membrana Schneideriana, de espessura variável, com uma média de aproximadamente 1,0 mm[6,7].

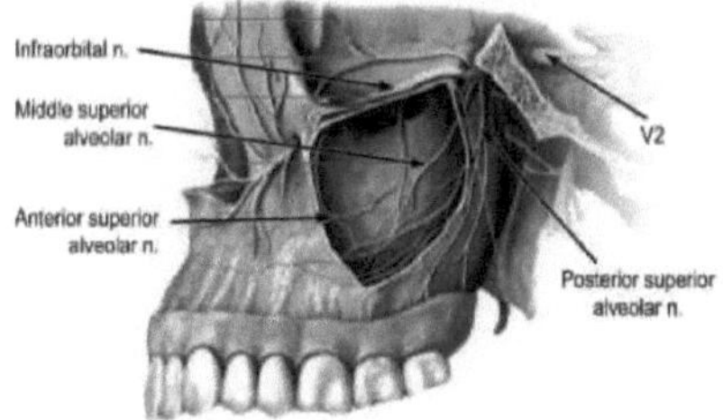

Figura 5 O nervo maxilar fornece inervação.

Um septo antral do seio maxilar é uma variação anatómica encontrada em 16% a 58% da população; um septo único é mais comum do que septos múltiplos. A principal função dos septos é atuar como suportes de força mastigatória durante a fase dentada da vida. Em geral, a prevalência de septos relatada na literatura ao nível do seio maxilar situa-se entre 16% e 48%. Krennmair et al. classificaram os septos em primários e secundários: septos primários correspondem àqueles decorrentes do desenvolvimento da maxila; e septos secundários, decorrentes da pneumatização irregular do assoalho do seio após a perda dentária. A principal localização dos septos foi a região dos primeiros e segundos molares [9,10,11]. Quando se identificam septos em um seio maxilar, há uma chance de 66% a 70% de haver a mesma configuração sinusal no lado contralateral. Isso pode dificultar a realização de uma elevação do seio maxilar. Quando se sabe da presença de septos, é aconselhável alongar a janela na direção antero-posterior, de modo a que a janela fique localizada tanto anterior como posterior ao septo.

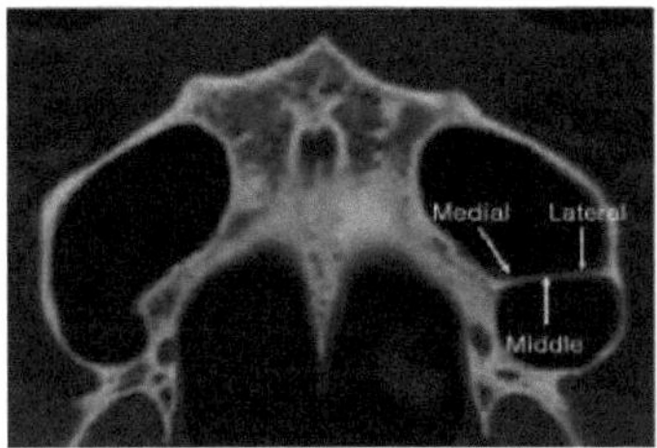

Figura 6. Estrutura septal típica cruzando o seio maxilar na direção bucopalatina.

Schwarz, et al identificaram a presença de septos sinusais e a altura da crista residual de <3,5 mm como principais factores de risco para a perfuração da membrana na cirurgia de elevação do seio maxilar[12].

O processo de pneumatização pode eventualmente resultar num afinamento extremo do osso alveolar e deixar uma quantidade inadequada de osso na região destinada aos implantes dentários.

Capítulo 2

Elevação do fundo do seio

O procedimento de aumento do seio maxilar tem vindo a ganhar mais aceitação entre os profissionais de medicina dentária. Este procedimento ganhou popularidade nos últimos anos, mas tem as suas próprias desvantagens, como a necessidade de um local cirúrgico duplo, com o consequente aumento da morbilidade do doente.

O objetivo da elevação e aumento do pavimento do seio é criar osso suficiente para alojar um implante com estabilidade adequada.

O planeamento pré-operatório inclui uma história e um exame físico cuidadosos, para além da investigação radiológica pré-operatória, que pode incluir um ortopantomograma e/ou uma tomografia computorizada para avaliar e excluir qualquer contraindicação ao procedimento de elevação do seio maxilar. A tomografia computorizada pode ser utilizada para avaliar a distância entre as paredes medial e lateral do seio maxilar antes da cirurgia, para evitar a perfuração da membrana sinusal e estimar o volume de material de enxerto. As contra-indicações podem incluir uma história de sinusite crónica ou recorrente, obstrução nasal crónica, hiposmia e/ou hipogeusia crónicas, tratamento prévio de neoplasias da cabeça e do pescoço. Uma infeção dos seios nasais pode afetar diretamente o sucesso do procedimento de elevação dos seios nasais. Os doentes com inflamação aguda dos seios nasais devem ser tratados para a sua doença sinusal. Nos fumadores, a membrana sinusal pode ser consideravelmente fina e frágil, o que contribui para uma laceração imediata da membrana durante a elevação.

Uma tomografia computorizada de feixe cónico pré-operatória pode ser útil para planear a cirurgia e determinar se uma abordagem lateral ou transalveolar seria a melhor escolha.

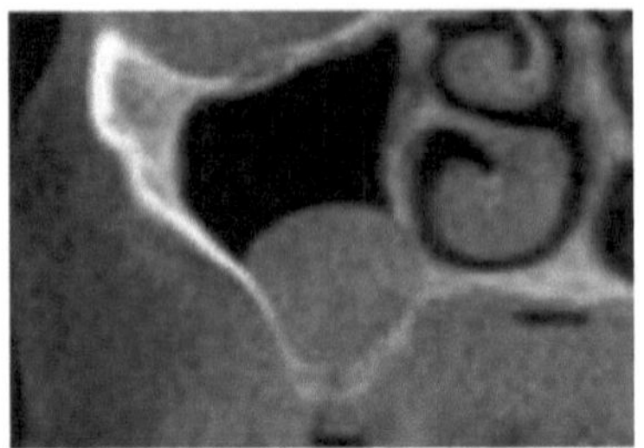

Figura 7. A TC revela um pseudocisto sinusal.

A técnica mais comummente utilizada para aceder ao seio maxilar é a técnica da janela lateral que modifica a operação de Caldwell-Luc. O procedimento foi introduzido por Tatum numa conferência de implantes dentários no Alabama em 1976 e foi subsequentemente descrito por Boyne & James em 1980, em que é feita uma fenestração através do osso bucal, a membrana Schneideriana é libertada da maxila e elevada[13]. Boyne e James recomendaram uma janela de ostectomia com 1 cm de diâmetro[14,15]. Uma janela larga, de até 1,5 cm de diâmetro, tem sido recomendada para casos cirúrgicos difíceis. O limite inferior da janela de osteotomia deve estar 2-3 mm acima do assoalho do seio.

A técnica tradicional consiste numa abordagem de Caldwell-Luc modificada, em que o acesso ao seio maxilar é obtido através da perfuração de uma janela óssea na parede lateral do seio; em seguida, a membrana Schneideriana é cuidadosamente destacada e elevada do pavimento do seio para inserir materiais de enxerto, incluindo osso autógeno, aloenxertos, xenoenxertos ou aloplastos. Os implantes podem ser inseridos simultaneamente ou numa segunda fase, se o osso residual não for suficiente para obter uma estabilidade primária adequada.

Durante este procedimento de elevação, o espaço criado entre o rebordo maxilar residual e a membrana Schneideriana elevada é preenchido com um material de enxerto.

Tipos de cirurgia de elevação do seio maxilar

Existem várias técnicas disponíveis para efetuar o procedimento de elevação do seio maxilar. As duas principais técnicas de elevação do seio maxilar para colocação de implantes dentários são: Uma técnica de dois estágios com uma abordagem de janela lateral, seguida pela colocação do implante após um período de cicatrização; e uma técnica de um estágio usando uma abordagem lateral ou transalveolar. A decisão de utilizar técnicas de uma ou duas fases baseia-se na quantidade de osso residual disponível e na possibilidade de obter estabilidade primária para os implantes inseridos.

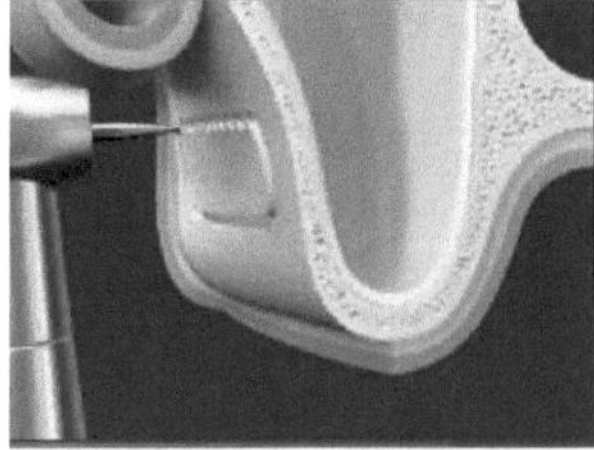

Figura8 Procedimento de elevação direta do seio maxilar

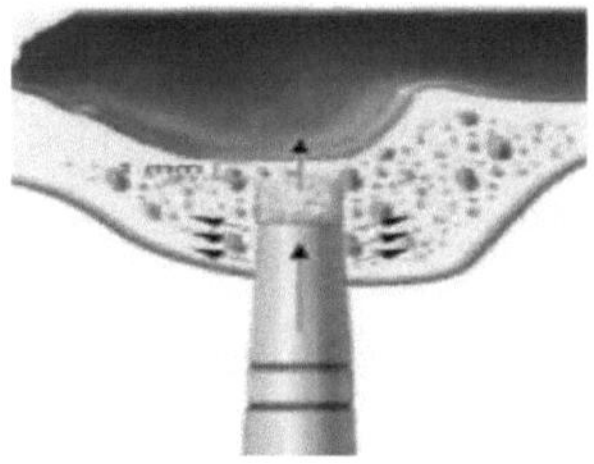

Figura 9 Procedimento de elevação indireta do seio maxilar

Técnica da janela lateral (procedimento de elevação direta do seio maxilar)

O tratamento inicia-se com a administração de uma dose única pré-operatória de antibiótico sistémico (amoxicilina, clindamicina ou levaquina) e enxaguamento com clorexidina a 0,12 por cento. A anestesia local é efectuada por infiltração vestibular maxilar e bloqueio do nervo alveolar superior médio/posterior. Após a administração da anestesia local, o seio maxilar é exposto através de um retalho mucoperiosteal de espessura total. O desenho da antrostomia é baseado no contorno do seio na tomografia computorizada. A utilização de tomografias computorizadas antes da cirurgia de enxerto sinusal permite obter informações adicionais relativamente à configuração dos septos e à potencial modificação do procedimento, dependendo da localização dos septos. A primeira incisão é geralmente crestal, e deve ser mais longa do que a futura osteotomia na dimensão ântero-posterior. Podem ser efectuadas incisões de libertação mesial e distal para facilitar a visibilidade. Após a reflexão do retalho, as dimensões da osteotomia são determinadas com base nos exames clínicos e radiográficos. O bordo inferior da osteotomia deve estar aproximadamente 3 mm acima do pavimento do seio. A osteotomia deve ser oval ou retangular, e os cantos e bordos afiados devem ser obtidos com uma broca redonda de diamante ou de carboneto a baixa velocidade, com irrigação abundante de soro fisiológico. Quando a osteotomia está quase concluída, pode por vezes observar-se a membrana sinusal, de cor púrpura-azulada. Após a conclusão da osteotomia, a parede óssea deve estar móvel e ligada apenas à membrana sinusal subjacente. A parede óssea pode agora ser cuidadosamente removida e retida para posterior incorporação no material de enxerto ou batida no seio, articulando-se na sua margem superior enquanto ainda está ligada à membrana. Se a parede do seio for introduzida no seio, acabará por servir como o novo pavimento do seio e o teto da câmara que contém o material de enxerto ósseo. A inserção da parede no seio ou a sua remoção é uma questão de preferência clínica.

A membrana sinusal é suavemente reflectida e elevada utilizando curetas especiais para criar espaço para o material de enxerto. A reflexão da membrana do seio deve ser feita na parede medial do seio e suficientemente superior para evitar a pressão sobre o enxerto e evitar o rasgamento da membrana durante a colocação do enxerto. O material de enxerto escolhido é então colocado no espaço criado. Pode ser utilizada uma membrana sintética para cobrir a janela ou a parede lateral do enxerto. Finalmente, o retalho mucoperiosteal é reposicionado e suturado.

O fator-chave para o sucesso das cirurgias de elevação do seio maxilar é o descolamento atraumático do periósteo da membrana do seio maxilar do fundo do antro ósseo, comparável à preparação de um retalho mucoperiosteal ou de um túnel subperiostal, de modo a proporcionar uma osseointegração fiável e a regeneração óssea em torno do material de enxerto, o que só pode ocorrer com um periósteo totalmente intacto. A técnica da janela lateral é considerada a cirurgia tradicional de aumento do seio durante a qual o cirurgião oral efectua uma incisão na gengiva, expondo o osso. É feita uma janela no seio e o pedaço de osso cortado é empurrado para a cavidade do seio.

O enxerto ósseo é colocado no espaço por baixo. A incisão é suturada, deixando o enxerto ósseo cicatrizar durante 4-6 meses (fig.10).

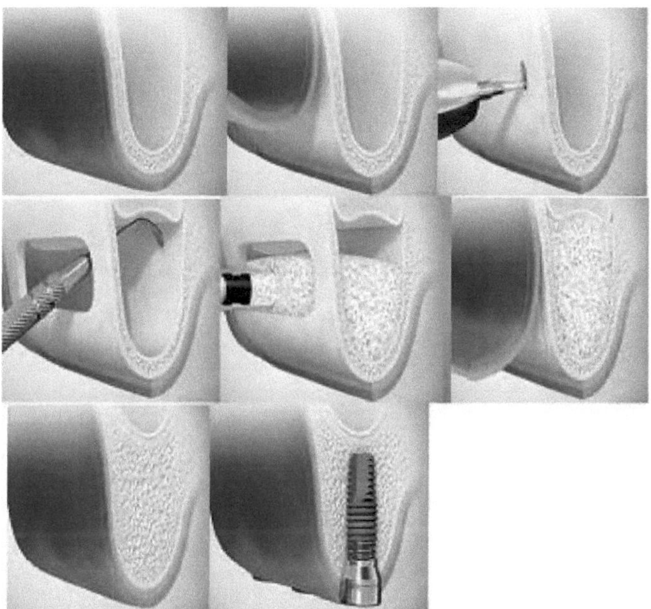

Figura10 Procedimento de elevação do seio maxilar e preenchimento com um material de enxerto. Colocação do implante após 4-6 meses

O erro mais comum durante esta etapa é não alargar o lado medial do seio, o que pode levar à perfuração do seio, ao colocar material de enxerto ósseo devido à pressão de inserção aplicada ou a danos na membrana durante a perfuração do local do implante. Uma quantidade excessiva de material de enxerto no interior do seio pode causar problemas na ventilação do seio.

Em algumas circunstâncias, quando a altura do osso é suficiente para alcançar a estabilidade primária (aproximadamente 4 mm), o implante é efetivamente colocado aquando do procedimento de elevação do seio maxilar (fig.11).

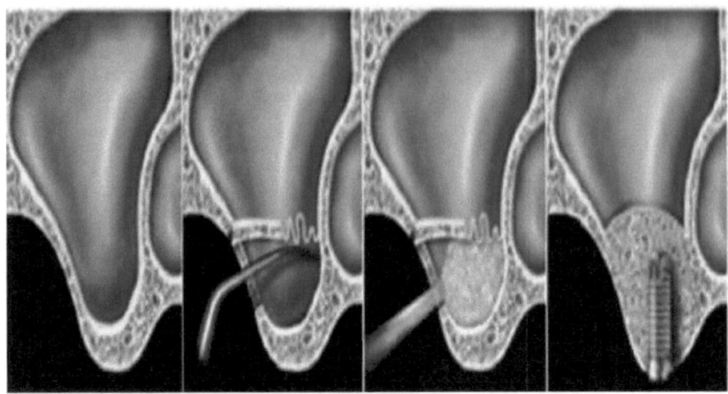

Figura 11. Colocação de implantes em simultâneo com o procedimento de elevação e preenchimento com um material de enxerto

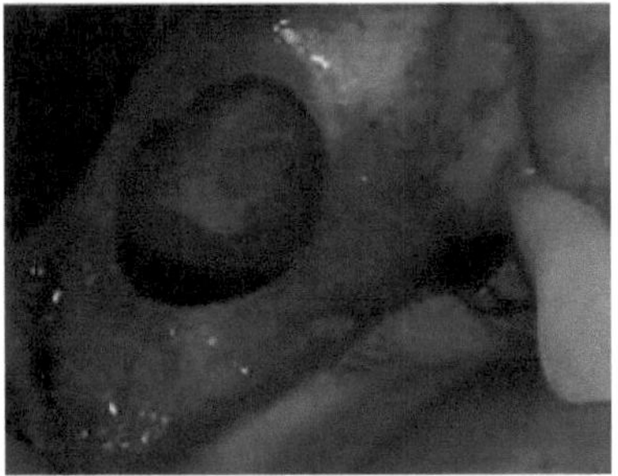

Figura 12. Técnica da janela lateral, a fenestração é feita através do osso vestibular, a mucosa do seio maxilar permanece intacta

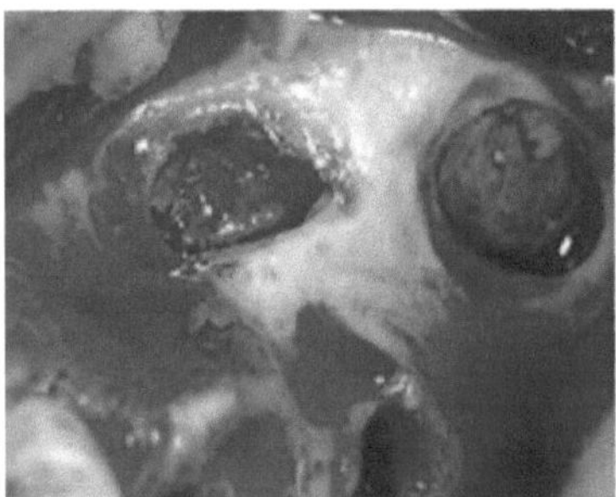

Figura 13 Preparação de janelas laterais em ambos os lados do septo.

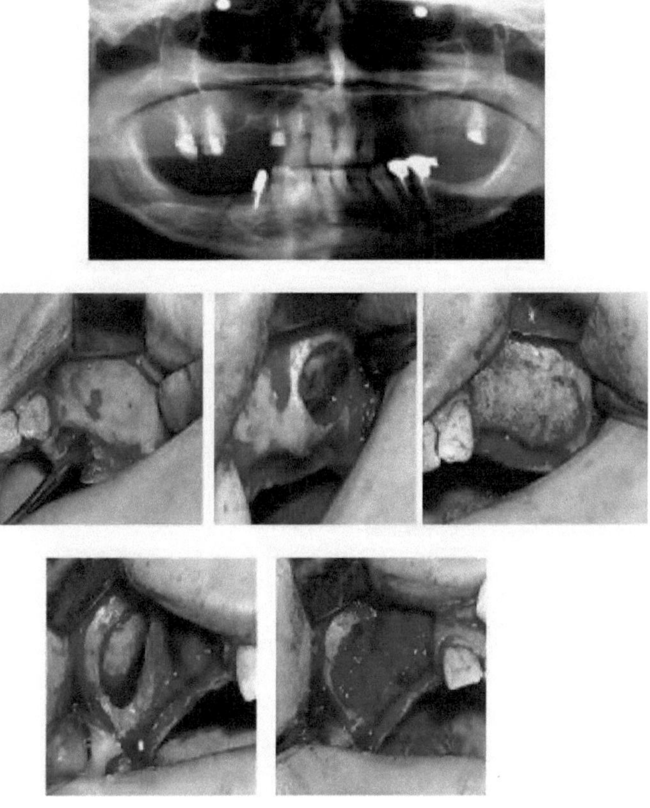

Figura14 Radiografia panorâmica através do seio maxilar. Procedimento de elevação do seio maxilar e preenchimento com um material de enxerto.

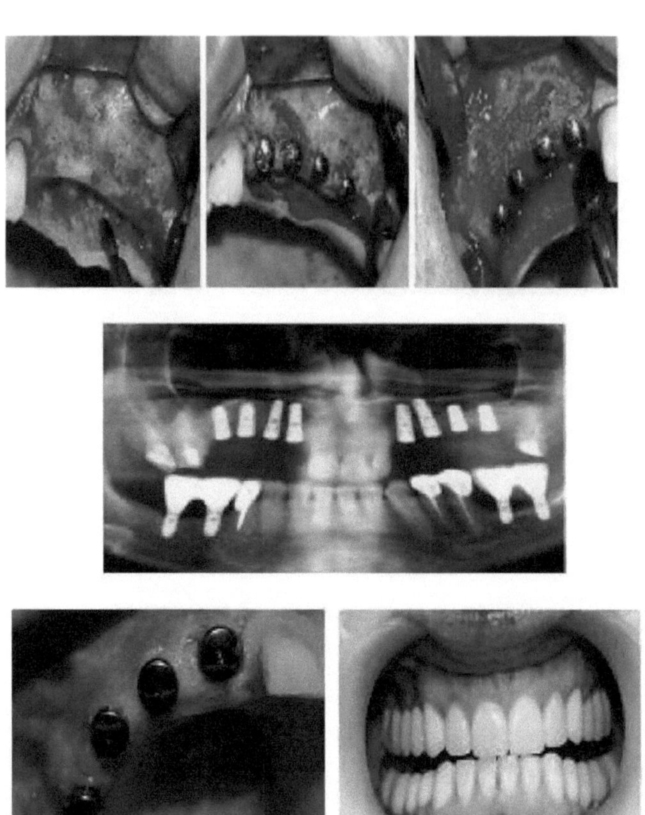

Figura15 Colocação do implante após 4-6 meses. Radiografia panorâmica pós-operatória mostrando os implantes em boa posição.

Técnica de osteótomo (Procedimento de elevação indireta do seio maxilar) A técnica de osteótomo é uma cirurgia de elevação do seio maxilar menos invasiva que pode ser utilizada quando estão presentes mais de 6 mm de altura óssea natural e o pavimento do seio maxilar requer menos de 4 mm de elevação. Um retalho de tecido gengival é cortado para formar um encaixe no osso. Utiliza-se um osteótomo para colocar o pavimento do seio na posição correta. O implante dentário é normalmente colocado durante a cirurgia de elevação do seio maxilar com osteótomo, e a integração óssea demora aproximadamente 4-6 meses. Quando a altura do osso é suficiente para alcançar a estabilidade primária (aproximadamente 4 mm), os implantes podem ser inseridos simultaneamente. No entanto, se o osso enxertado tiver de remodelar, os implantes devem ser inseridos num procedimento subsequente. Uma abordagem crestal para a elevação do pavimento do seio com a colocação subsequente de implantes foi sugerida pela primeira vez por Tatum em 1986. Utilizando esta abordagem crestal, foi utilizado um "formador de encaixe" para o tamanho de implante selecionado para preparar o local do implante. Foi realizada uma "fratura em bastão verde" do pavimento do seio maxilar, batendo com a mão na "forma de encaixe" numa direção vertical. Após a preparação do local do implante, foi colocado um implante em forma de raiz e deixou-se cicatrizar de forma submersa. Summers (1994) descreveu mais tarde outra abordagem crestal, utilizando osteótomos cónicos com diâmetros crescentes[16]. O osso foi conservado por esta técnica de osteótomo porque não foi efectuada perfuração. O osso adjacente foi comprimido por empurrão e batimento à medida que a membrana sinusal era elevada. Em seguida, foram adicionados enxertos ósseos autógenos, alogénicos ou xenogénicos para aumentar o volume abaixo da membrana sinusal elevada. A elevação indireta do pavimento do seio maxilar com osteótomo é geralmente utilizada quando a altura do osso residual é igual ou superior a 6 mm; nos casos de maior reabsorção, é utilizada a técnica de elevação direta do seio. A técnica indireta com osteótomo apresenta uma série de vantagens: A cirurgia é mais conservadora, o aumento do seio é localizado, existe uma baixa taxa de morbilidade pós-operatória, é possível um tempo de carga do implante mais curto do que com a técnica direta e obtêm-se taxas de sobrevivência elevadas, na ordem dos 90%. Os relatos relativos à quantidade de elevação que se pode obter com a técnica do osteótomo são variados. Alguns sugerem restringir a utilização dos osteótomos para criar quantidades mínimas de elevação. Outros relataram um aumento de até 13 mm[17]. No entanto, esta técnica pode ser bastante agressiva e muitas vezes os pacientes preferem uma opção que enfatize o minimalismo. Uma alternativa à abordagem da janela lateral (principal) mais comummente utilizada envolve a deslocação apical da crista óssea utilizando a técnica do osteótomo. O procedimento de elevação do pavimento sinusal de Summers, introduzido por Summers, é menos invasivo, menos moroso e reduz o desconforto pós-operatório para o doente. O procedimento consiste em elevar a membrana Schneideriana com osteótomos através de uma abordagem crestai, colocando simultaneamente o material de enxerto ósseo e o implante. Após um período de cicatrização de 3-6 meses, os implantes são osseointegrados e ficam rodeados de osso sobre o ápice do implante. A elevação indireta do fundo do seio pode ser realizada em conjunto com a adição de partículas de enxertos ósseos autogénicos/alógicos/xenogénicos utilizando osteótomos largos para elevar o fundo do seio como um tampão hidráulico.

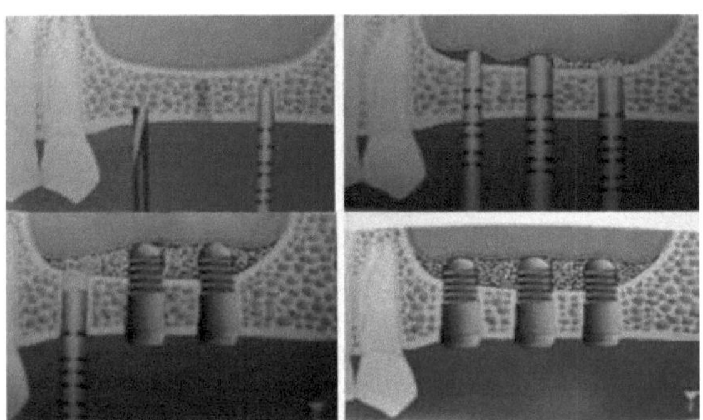

Figura 16 Procedimento de elevação indireta do seio maxilar. Após a perfuração dos orifícios piloto, foram utilizados osteótomos para alargar a osteotomia e colocar o material de enxerto. A pressão criada pelo material de enxerto à medida que é inserido na osteotomia expande a membrana sinusal intacta e eleva o pavimento do seio, permitindo a colocação do implante.

A pressão hidrostática pode diminuir eficazmente o risco de perfuração da membrana Schneideriana durante o procedimento de elevação indireta do pavimento sinusal.

Vários factores devem ser considerados antes da realização deste tipo de cirurgia, incluindo a idade do paciente, bem como os seus hábitos de higiene oral e história de tabagismo. Todas as indicações e contra-indicações do procedimento devem ser tidas em consideração, o procedimento deve ser efectuado de acordo com o protocolo de tratamento e todas as medidas de esterilização. Deve ser efectuado um tratamento pós-operatório adequado e as recomendações pós-operatórias devem ser explicadas ao doente.

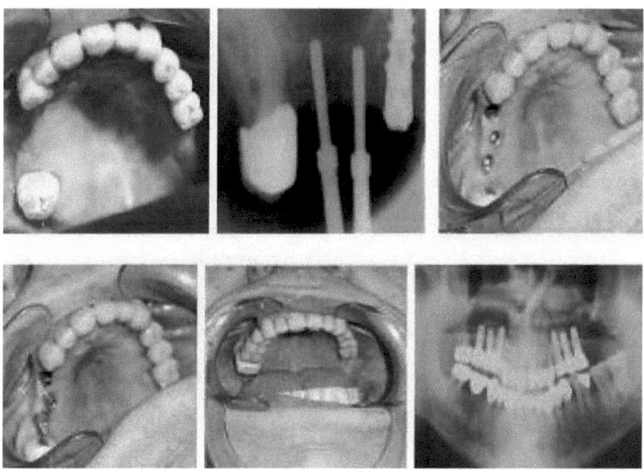

Figura 17 Elevação do seio maxilar por osteótomo com colocação simultânea de implantes

A técnica de elevação do balão da membrana antral

Estão disponíveis algumas modificações que envolvem a elevação hidráulica do pavimento do seio através de uma abordagem crestal ou da fratura da janela lateral do maxilar.

A técnica de elevação do balão da membrana antral é realizada com uma pequena incisão, uma ligeira reflexão do retalho mucoperiosteal e uma pequena janela. De seguida, a membrana é elevada até à parede medial da cavidade sinusal, evitando uma dissecção acentuada em torno das raízes dos dentes adjacentes. Nesta altura, é colocado um balão (Osseous Technologies of America, Huntington Beach, Califórnia) feito de material de látex contra o pavimento do seio, a meio caminho entre as paredes lateral e medial. O balão é insuflado suavemente com 2-4 ml de solução salina estéril. À medida que se expande, a membrana é elevada. Esta técnica oferece uma garantia óptima de que o epitélio frágil será sujeito a um trauma mínimo. A técnica de elevação da membrana antral com balão é uma modificação da técnica de elevação do seio maxilar atualmente utilizada. Eleva a membrana facilmente e torna o assoalho antral acessível para aumento com materiais de enxerto.

É benéfica quando os dentes estão adjacentes à área edêntula que requer aumento. A técnica do balão da membrana antral é realizada com uma incisão limitada, reflexão mínima do retalho mucoperiosteal e uma pequena janela. A membrana é elevada até à parede medial da cavidade sinusal, evitando uma dissecção acentuada à volta das raízes dos dentes adjacentes. Assim, a morbilidade, a perda de sangue, o tempo operatório, a dor pós-operatória e as complicações são reduzidos quando comparados com o procedimento convencional. A cirurgia de elevação do seio maxilar é previsível e geralmente não é tecnicamente exigente. A operação com balão e o procedimento de enxerto aqui descritos podem ser utilizados para aumentar um rebordo severamente atrófico e não dependem da altura do rebordo acessível, como acontece com a abordagem crestal, que utiliza trefinas e osteótomos.

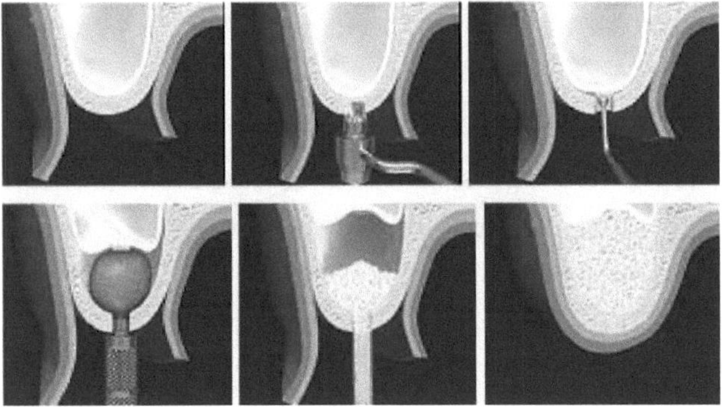

Figura18 Técnica de elevação por balão da membrana do seio transcrestal

A técnica do balão de membrana antral foi introduzida por Soltanet al. [18], sendo utilizada para elevar a membrana facilmente e tornar o assoalho antral acessível para aumento com materiais de enxerto. A utilização do balão de membrana antral permite ao cirurgião elevar a membrana sinusal com um risco mínimo de laceração e com uma abordagem cirúrgica conservadora e poupadora de tecidos. Isto reduz a dor pós-operatória, a hemorragia, as possibilidades de infeção e outros sintomas mórbidos frequentemente associados aos procedimentos de elevação do seio maxilar. A técnica é especialmente benéfica quando o acesso é difícil e quando os dentes adjacentes estão presentes ao lado da área edêntula. No entanto, esta técnica, tal como descrita por Soltan et al., requer uma fenestração vestibular e uma incisão maior do que outras operações alternativas. Kfir et al. introduziram um método minimamente invasivo de elevação do seio maxilar, utilizando um balão expansor para cima, implantado através de uma osteotomia de 3 mm[19].

Este procedimento tem várias vantagens. É breve (menos de 60 min), realizado sob anestesia local, e deixa o paciente com muito pouco desconforto operatório e pós-operatório. Embora este procedimento seja minimamente invasivo, pode ser aplicado à grande maioria dos subgrupos de pacientes e a praticamente todas as variantes de patologia maxilar e sinusal, com 97,3% de sucesso processual. Além disso, o procedimento pode ser realizado em regime de ambulatório, requer consideravelmente menos perícia cirúrgica do que a janela lateral e tem um registo de eficácia e segurança notáveis (altura óssea incremental consistente >8 mm e 95% de sobrevivência do implante).

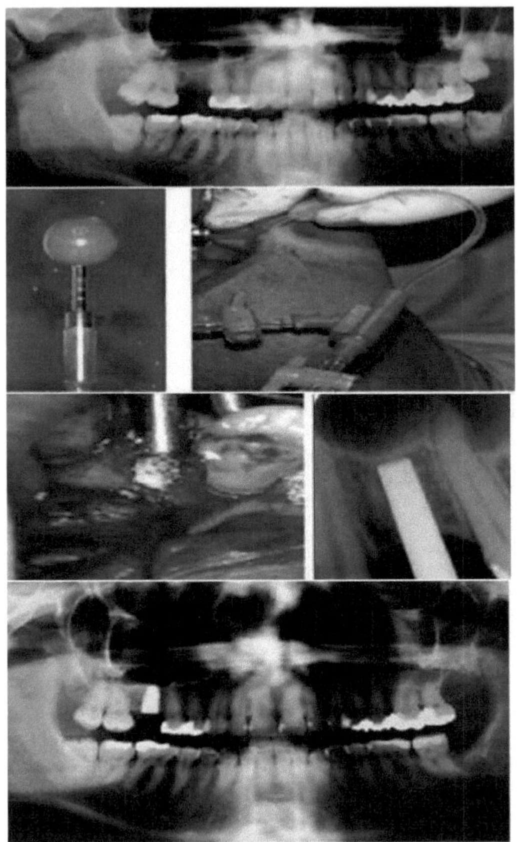

Figura 19 Elevação do pavimento do seio transcrestal utilizando um balão de membrana antral

Em 98% dos casos listados no registo, os implantes foram colocados imediatamente após a elevação do seio maxilar e o aumento ósseo. As complicações são insignificantes e limitam-se maioritariamente a lacerações mínimas (8%) e maiores (2,7%) da membrana[20].

Técnica controlada endo-escopicamente

A técnica controlada **endo-escopicamente** envolve a mobilização transalveolar da membrana sinusal controlada por sinuscopia. Esta técnica é indicada para sítios alveolares moderadamente reduzidos. Posteriormente, modificaram a técnica para

Aumento Subantroscópico Laterobasal do Assoalho do Seio, o que permitiu o aumento de múltiplos locais maxilares através de uma pequena trefinação laterobasal. Através desta abordagem, podia ser efectuada uma "tenting" da membrana sinusal completa desde o pré-molar até ao segundo molar, permitindo assim grandes aumentos em caso de implante primário e secundário.

Materiais de enxerto

Vários estudos demonstraram que o osso autógeno, o osso alogénico e os materiais de enxerto ósseo xenogénico funcionam bem ao longo do pavimento do seio [21].

O osso autógeno (também conhecido como osso autólogo ou auto-enxerto) é considerado o material de enxerto padrão de ouro para o aumento do seio maxilar, porque tem propriedades osteogenéticas, osteoindutivas e osteocondutoras, para além da sua elevada biocompatibilidade.

O osso autógeno tem sido utilizado com sucesso como material de enxerto para aumentar o local e é geralmente considerado como o melhor material para a cirurgia de reconstrução óssea. Os locais doadores são extra-orais (como o ílio, a tíbia ou o crânio) ou intra-orais (como o ramo mandibular, a sínfise mandibular e a tuberosidade maxilar).

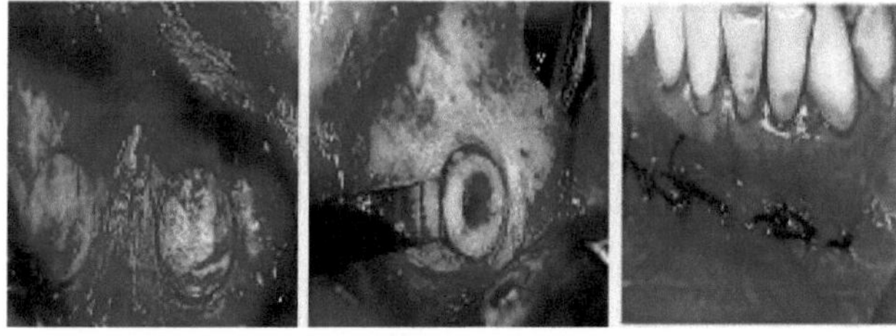

Figura 20 Osso autógeno da sínfise mandibular

A principal desvantagem deste tipo de osso é a necessidade de um segundo local cirúrgico, o que pode causar morbilidade no local doador. A colheita de osso autógeno de locais intra-orais pode estar associada a complicações como a desvitalização dos dentes mandibulares anteriores, possível lesão nervosa, perturbação da marcha, hérnia, infeção, perfuração antral, lesão dentária, fratura do local, alterações na estética facial.

O osso extraído de locais ilíacos extra-orais pode causar hérnia através do local doador, hemorragia, íleo adinâmico, instabilidade da articulação sacro-ilíaca ou distúrbios da marcha.

Os enxertos xenogénicos são retirados de um dador de outra espécie. Os xenoenxertos, especialmente o osso bovino desproteinizado, são amplamente utilizados e podem ser utilizados isoladamente ou em combinação com outros materiais de enxerto. É comummente utilizado o Bio-Oss® (Geistlich Biomaterials GmbH).

Os materiais de enxerto aloplástico são fáceis de utilizar e relativamente menos dispendiosos do que o custo da extração de osso. Os materiais de enxerto aloplásticos mais comuns são os compostos por alguma forma de hidroxiapatite, principalmente cerâmicas de fosfato de cálcio, que proporcionam um suporte osteocondutor para as células osteogénicas, mas não são por si só osteoindutores. A utilização de materiais de enxerto aloplásticos por si só não é recomendada por rotina.

Vários factores de crescimento foram amplamente testados em modelos animais. Entre estes, as proteínas morfogénicas ósseas (BMPs) merecem uma menção especial, uma vez que induzem as células precursoras osteogénicas a tornarem-se células osteogénicas e demonstraram um enorme crescimento ósseo em muitos estudos clínicos em animais e também em humanos. Outros factores de crescimento, para além das BMPs, que têm sido implicados na regeneração óssea, estão também a ser investigados, incluindo o fator de crescimento derivado das plaquetas, o fator de crescimento transformador-β, o fator de crescimento semelhante à insulina-1, o fator de crescimento endotelial vascular e o fator de crescimento dos fibroblastos, entre outros

Todos os materiais de enxerto têm tempos de cicatrização diferentes, de 4 a 10 meses. A taxa de reabsorção do material de enxerto é um parâmetro importante no procedimento de aumento do seio maxilar, porque o volume do enxerto diminuirá se o material for reabsorvido rapidamente. Aguardar a formação de osso qualificado é fundamental para colocar o implante no osso vital.

Plasma rico em plaquetas (PRP)

O PRP é um concentrado de plaquetas derivado do sangue. Assim, o PRP é considerado uma fonte rica de FGs autólogos e pensa-se que a contribuição das formulações de PRP para o processo de cicatrização óssea se baseia nos FGs contidos[22].

O resultado clínico de qualquer procedimento regenerativo é uma combinação das influências de factores sistémicos, das propriedades osteogénicas, osteoindutoras e osteocondutoras do biomaterial, bem como do potencial regenerativo do tecido circundante.

Por conseguinte, o clínico deve ter em atenção a escolha do biomaterial com base nos

1.diagnóstico do estado de saúde global do paciente, 2.complexidade da situação clínica em causa e ainda

3. os resultados clínicos a longo prazo do biomaterial e utilizar o protocolo de tratamento que é simples, envolve o menor risco com intervenção mínima.

Apesar dos excelentes resultados do procedimento de elevação do seio maxilar, este está associado a várias complicações possíveis nos locais do dador e do hospedeiro, sinusite, fístulas, perda dos enxertos ou dos implantes, osteomielite, aumento da duração e dos custos, aumento da morbilidade e das limitações funcionais, incluindo dor e défices neurossensoriais, e aceitação por parte dos doentes.

Complicações do Sinus-Lift

As complicações deste procedimento cirúrgico de elevação do seio maxilar são relatadas na literatura como sendo baixas (2-5%)[23].

Todas as complicações são divididas em 4 grupos, de acordo com o período em que ocorrem:

- intra-operatório,
- pós-operatório imediato,
- pós-operatório tardio
- tarde.

As complicações intra-operatórias incluem perfuração da membrana Schneideriana (a mais comum), fratura do rebordo alveolar residual, obstrução do óstio maxilar, hemorragia e danos na dentição adjacente. As complicações pós-operatórias precoces ocorrem no prazo de três semanas após a cirurgia e consistem em: deiscência da ferida, infeção, perda do enxerto, exposição da membrana de barreira. As complicações pós-operatórias tardias ocorrem principalmente após semanas da cirurgia e incluem: perda do enxerto, falha do implante, migração do implante, fístula oroantral, dor crónica, doença sinusal crónica. O último grupo são as complicações tardias, que ocorrem devido à estratégia de tratamento inadequado da sinusite maxilar: complicações intracranianas e/ou intraorbitárias, abscesso, cegueira e aspergilose [24,25].

Perfuração da membrana schneideriana

A complicação intra-operatória mais comum parece ser a perfuração da membrana Schneideriana, que ocorre em 10% a 60% de todos os procedimentos[26,27]. Um planeamento cuidadoso do tratamento pré-operatório pode reduzir o risco de perfuração da membrana

Factores anatómicos como a presença, localização e direção do septo maxilar, a espessura e os ângulos das paredes do seio maxilar e a espessura da membrana Schneideriana têm de ser cuidadosamente identificados e examinados em imagens radiográficas convencionais e tridimensionais. No entanto, mesmo a preparação cuidadosa, a reflexão e a mobilização da membrana ao longo das irregularidades anatómicas, nem sempre podem evitar a perfuração [28]. Os factores que podem influenciar a probabilidade de perfuração da membrana Schneideriana incluem variações anatómicas, experiência do cirurgião e infeção ou cirurgia sinusal prévia. Os factores anatómicos consistem na espessura da parede lateral do seio maxilar, na convexidade da parede lateral do seio, na ligação entre a membrana Schneideriana e a mucosa oral, no seio estreito e largo, nos septos do seio maxilar, no septo longitudinal e na configuração da forma da raiz [29,30].

O risco de perfuração da membrana aumenta quando estão presentes variações anatómicas, como um septo do seio maxilar, uma coluna vertebral ou um bordo afiado. Paredes do seio maxilar muito finas ou espessas criam riscos mais elevados de perfuração da membrana Schneideriana[31].

Se a membrana Schneideriana entrar em contacto com a(s) raiz(es) dos dentes adjacentes ao espaço edêntulo, o risco de perfuração da membrana durante o procedimento de elevação do seio maxilar aumenta. O acesso cirúrgico restrito e a natureza irregular do osso sobrejacente, localizado entre os ápices das raízes, são outras razões para a elevada taxa de perfuração da membrana do seio maxilar durante a elevação local do seio para implantes unitários.

Esta complicação pode ocorrer durante a preparação da janela, a reflexão inicial, a reflexão final ou a colocação do enxerto.

Tipos de perfuração de membranas: As perfurações da membrana são classificadas com base na sua localização.

As perfurações de classe I ocorrem tipicamente ao longo da parede apical da janela do seio preparada.

As perfurações de classe II ocorrem ao longo dos aspectos laterais ou crestais da janela do seio preparado, e são subdivididas em mesial, distal e crestal.

As perfurações de classe III ocorrem em qualquer local dentro do corpo da viúva sinusal preparada.

O método mais comum é a colocação de uma membrana reabsorvível sob a membrana Schneideriana perfurada. Outros métodos de tratamento da perfuração incluem dobrar a membrana contra si mesma, usar suturas ou usar cola de fibrina para fechar a perfuração[32,33]. Quando a perfuração é pequena e localizada numa área onde a mucosa elevada se dobra quando a porta é levantada, não há necessidade de tratamento adicional, embora possa ser considerada a utilização de colas biológicas. Se a perfuração for maior e localizada numa área desfavorável, a perfuração deve ser fechada e coberta para evitar a perda do enxerto. Em perfurações graves, alguns investigadores sugeriram mesmo o abandono do procedimento durante 6 a 9 meses, enquanto a membrana se regenera[34]. Se a membrana Schneideriana estiver perfurada e houver perda de material de enxerto no interior do seio, está indicada a cirurgia endoscópica funcional do seio juntamente com a remoção do material de enxerto [35].

Para evitar uma perfuração, são recomendados alguns pequenos orifícios adicionais no dispositivo de sucção para diminuir o poder de sucção e evitar o contacto direto do dispositivo de sucção com a membrana Schneideriana [36]. As unidades de cirurgia piezoeléctrica utilizam vibrações ultra-sónicas de baixa frequência que se dispersam em contacto com os tecidos moles e, assim, reduzem o risco de perfuração da membrana sinusal. Na última década, vários estudos foram realizados sobre a elevação do seio com técnicas ultra-sónicas, relatando uma taxa de perfuração que varia de 41 a 31% [37].

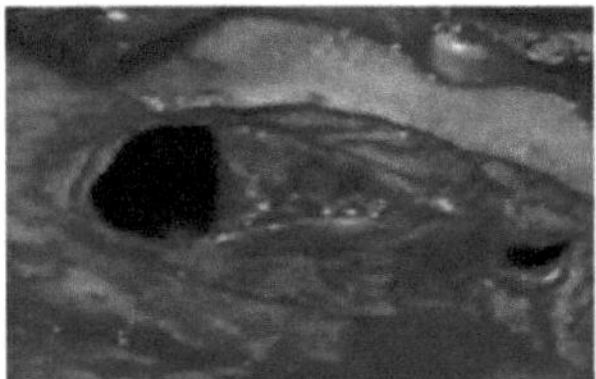

Figura 21 Perfuração da membrana

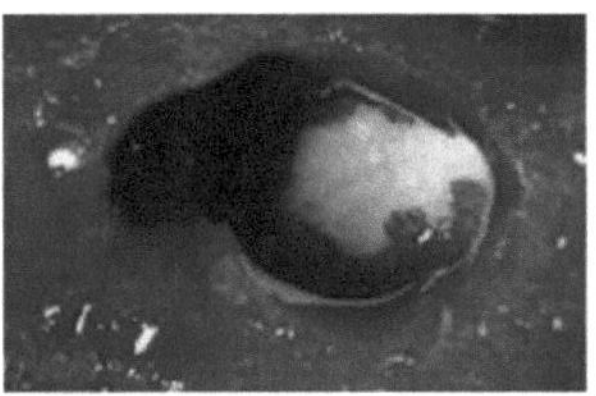

Figura 22 Membrana reabsorvível colocada para reparar a perfuração da membrana Schneideriana

A perturbação da função do aparelho mucociliar e a perda da barreira biológica devido à perfuração da membrana podem aumentar a invasão bacteriana e a infeção do seio. O primeiro passo no tratamento da infeção é a drenagem e a mudança de regimes de antibióticos. Se a infeção persistir, é necessário efetuar um desbridamento cirúrgico do osso infetado e do tecido de granulação.

Migração de implantes para o seio maxilar

A migração de um implante dentário para o seio maxilar pode representar um risco para o desenvolvimento de sinusite maxilar. Vários mecanismos têm sido propostos para explicar a migração de um implante para o seio maxilar, que se enquadram em três categorias principais: alterações nas pressões intra-sinusais e nasais; reação autoimune ao implante, causando destruição óssea peri-implantar e comprometendo a osseointegração; e reabsorção produzida por uma distribuição incorrecta das forças oclusais[38].

Uma porção do material de enxerto ósseo pode deslocar-se no seio maxilar durante o aumento inicial do rebordo ou durante a cirurgia de colocação do implante. O movimento ciliar natural no seio maxilar transportará o material estranho em direção ao óstio[39]. Os implantes devem ser imediatamente recuperados cirurgicamente através de uma abordagem intra-oral ou endoscópica através da via transnasal para evitar complicações inflamatórias.

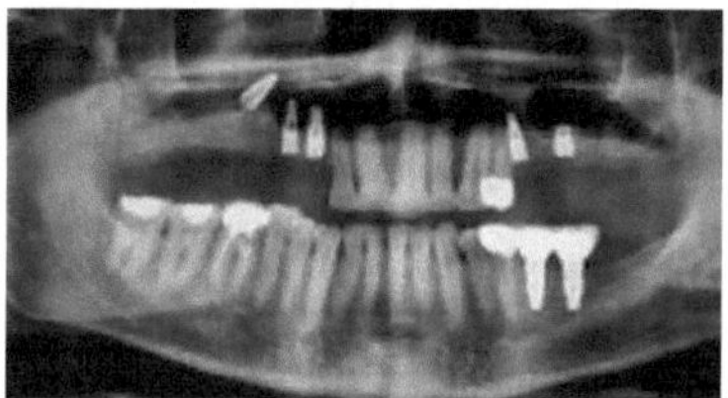

Figure 23 Migração de um implante dentário para o seio maxilar

Hemorragia intra-operatória

A hemorragia intra-operatória resulta do corte ou da lesão de ramos do fornecimento vascular à parede lateral do seio e aos tecidos moles circundantes. Esta hemorragia é geralmente ligeira e de duração relativamente curta, mas em alguns casos pode ser profusa e difícil de controlar em tempo útil. O sangramento decorrente de lesões da anastomose entre o ramo inferior da artéria alveolar superior posterior e a artéria infra-orbital é uma possível complicação intra-operatória na cirurgia de elevação do seio. Esta artéria está presente no contexto da parede antero-lateral sinusal em 100% dos espécimes de cadáveres. A hemorragia pode ocorrer a partir dos tecidos moles (ramo extra-ósseo) durante a elevação do retalho ou diretamente a partir da parede óssea lateral (ramo intraósseo) durante a preparação da janela lateral através de instrumentação rotativa. Existe também a possibilidade de sangramento da parede medial do seio se a artéria nasal lateral posterior for danificada. A artéria alveolar superior posterior, a artéria infra-orbital e a artéria nasal lateral posterior são todos ramos da artéria maxilar.

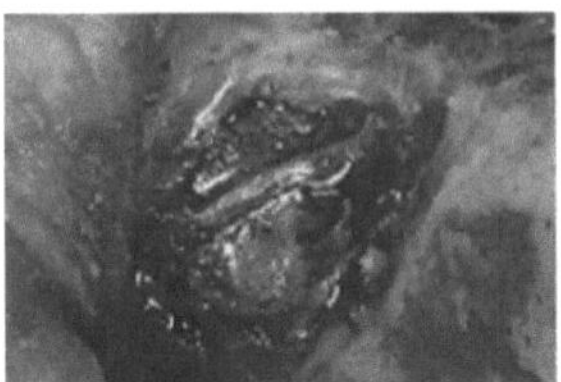

Figure 24 Vaso sanguíneo na área de uma osteotomia do seio da parede lateral.

Um vaso anastomótico está localizado na parede antral da face entre a artéria alveolar superior posterior e a artéria infra-orbital. Podem ocorrer hemorragias durante os procedimentos de elevação do seio maxilar. Com o aumento da largura da parede lateral do seio, o diâmetro do vaso também aumenta, levando a um risco acrescido de hemorragias durante a cirurgia. A distância média da borda inferior do vaso em relação ao assoalho do seio e à crista alveolar pode variar de 8-17 mm, respetivamente[40,41,42].

Existem muitas técnicas para controlar a hemorragia vascular na cirurgia de elevação do seio, incluindo: pressão direta sobre o ponto de hemorragia; utilização de um vasoconstritor localizado; cera de osso; esmagamento do canal ósseo em torno do vaso; utilização de electrocautério (com cuidado perto das membranas); sutura do vaso proximal ao ponto de hemorragia. A hemorragia intra-operatória pode ser controlada pela colocação do enxerto ósseo, que exerce pressão sobre a ferida.

No entanto, uma hemorragia significativa pode ser difícil de gerir, uma vez que as partículas do enxerto ósseo podem ser arrastadas. Se for observado um vaso na parede lateral do osso, uma lesão por esmagamento do vaso pode estancar a hemorragia. A hemorragia pós-operatória do local da cirurgia é rara e pode ser evitada através de um encerramento primário adequado e de uma sutura minuciosa.

Fratura do osso residual

A inserção do implante pode provocar fracturas da tábua óssea vestibular residual. Quando a janela de osso é removida da parede do seio, o osso residual fica enfraquecido. Se o osso for fino e frágil, pode fraturar quando o implante é inserido ao mesmo tempo que o enxerto ósseo. Se isto acontecer, a inserção do implante terá de ser efectuada num procedimento separado, alguns meses mais tarde. A parte fracturada do maxilar pode ter de ser fixada com pequenas placas e parafusos para garantir a sua correta cicatrização. Os fragmentos mais pequenos podem ser deixados a curar por si próprios. Devido à boa irrigação sanguínea do maxilar e do seio maxilar, a cicatrização decorre normalmente sem intercorrências, mas deve ser dado tempo suficiente antes de tentar inserir novamente o implante.

Estabilidade primária inadequada

A estabilidade primária do implante é fundamental para uma osteointegração bem sucedida e pode estar relacionada com a geometria da superfície do implante, a técnica cirúrgica utilizada e a quantidade e qualidade do osso local. Uma estabilidade inicial baixa diminui a resistência do implante ao micromovimento durante a cicatrização e, por conseguinte, acarreta um risco acrescido de insucesso da osteointegração, com um aumento de 10-20% de insucessos quando a medição do osso subantral era de 4 mm ou menos na altura da colocação do implante. A qualidade do osso mais macio também continua a ser uma preocupação na maxila posterior reabsorvida. Em situações em que é encontrada uma qualidade óssea mais macia, pode ser considerada a condensação óssea com osteótomos em vez da perfuração do local, na esperança de que a compressão do leito conduza a um osso mais denso e a uma maior estabilidade primária do implante[43, 44]. A fraca estabilidade primária pode estar na origem da não osteointegração ou da deslocação do implante através do seio maxilar.

Complicações pós-operatórias

Edema pós-operatório, equimose, desconforto ligeiro a moderado, hemorragia nasal ligeira, hemorragia ligeira na linha de incisão e congestão ligeira estão dentro do âmbito das reacções esperadas dos doentes a este procedimento. Algumas são devidas à manipulação do retalho facial e outras à manipulação da membrana sinusal. O mecanismo mais comum de infeção após a elevação do seio nasal sustenta que a obstrução da drenagem fisiológica através da reação da mucosa a um corpo estranho pode causar rinossinusite [45,46]. O edema do complexo ostiomeatal reduz o arejamento do seio, dando origem à mutação da flora normal para anaeróbia. A infeção estabelecida pode criar então um círculo vicioso através do aumento do edema, menor arejamento e infeção mais grave [47]. Uma perfuração da membrana Schneideriana, quando combinada com uma exposição do implante, pode estar episodicamente associada a fístulas oroantrais e sinusite.

Fístula oroantral

Uma fístula oroantral é um canal entre a cavidade oral e a cavidade sinusal. Isto acontece quando o retalho de gengiva que cobre a janela se rompe e penetra na abertura do seio. Normalmente, isto deve-se a um adelgaçamento excessivo do retalho ou a um trato sinusal de descarga pré-existente associado a uma infeção anterior do molar antes da sua extração. Se isto acontecer, o enxerto ósseo ficará exposto ao ambiente oral e será contaminado por alimentos e saliva. O enxerto ósseo terá de ser removido e a fístula terá de ser reparada.

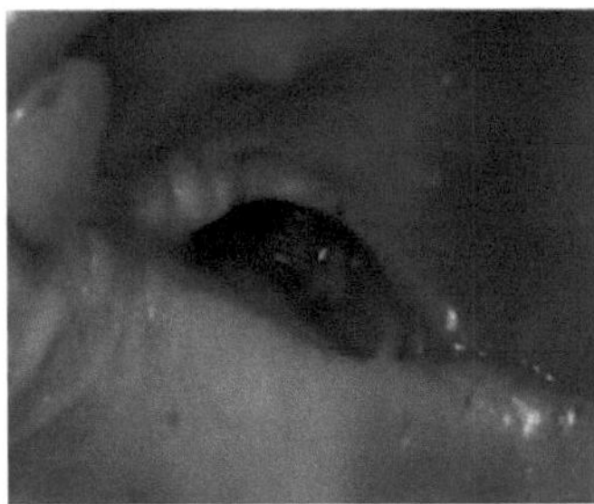

Figura 25 Comunicação Oro-antral

As infecções do enxerto sinusal podem ser causadas por: infeção sinusal pré-existente (não deve tratar doentes sintomáticos);

contaminação do local da cirurgia: - contaminação salivar/bacteriana do material de enxerto, instrumentos ou membrana, doença periodontal não tratada, patologia periapical adjacente, lapsos na cadeia de esterilidade, tempo cirúrgico prolongado;

procedimentos simultâneos de aumento do rebordo lateral infectados.

Um aumento da pressão intra-sinusal, que pode ser causado por inflamação pós-operatória ou hemorragia no interior do seio, pode resultar na perda de material do enxerto através da janela. É provável que isto ocorra se não tiver sido colocada uma membrana sobre a janela ou se a membrana não tiver sido estabilizada.

Sinusite maxilar

A frequência das complicações infecciosas que ocorrem sob a forma de sinusite aguda ou crónica varia entre 3 e 5%. Vários estudos demonstraram uma associação entre a perfuração da membrana e a sinusite aguda ou a infeção ou falência do enxerto [48,49,50,51,52].

A sinusite maxilar aguda pós-operatória pode causar falhas nos implantes e enxertos.

O bloqueio do óstio pode ocorrer após a migração das partículas do enxerto para o interior do seio maxilar através de uma perfuração Schneideriana, do enchimento excessivo do seio maxilar na direção apical, ou de uma infeção ou inflamação pós-operatória. O bloqueio do óstio tem um impacto negativo no processo de cicatrização, permitindo o crescimento de mais bactérias patogénicas no interior do seio enxertado.

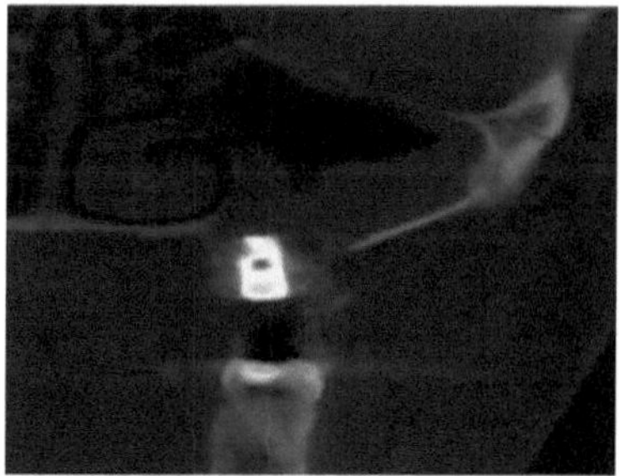

Figura 26 Resíduos de enxerto bloqueados no meato causando uma sinusite aguda.

O diagnóstico clínico da sinusite é caracterizado por uma tríade de sintomas: congestão nasal, secreção ou obstrução e dor de cabeça[53].

Se se desenvolver uma infeção (por exemplo, dor, vermelhidão e sensibilidade) sem flutuação, são administrados antibióticos. A sinusite maxilar pode ocorrer como resultado da contaminação do seio maxilar com agentes patogénicos orais ou nasais ou através de obstrução ostial causada por inchaço pós-operatório da mucosa maxilar, hematoma e seroma. O inchaço da mucosa pode levar à redução da permeabilidade da unidade óstio-meatal. A sinusite maxilar também pode ocorrer devido a fragmentos ósseos não vitais que flutuam livremente no seio maxilar. Quando há flutuação, realiza-se uma incisão e drenagem em conjunto com antibióticos sistémicos.

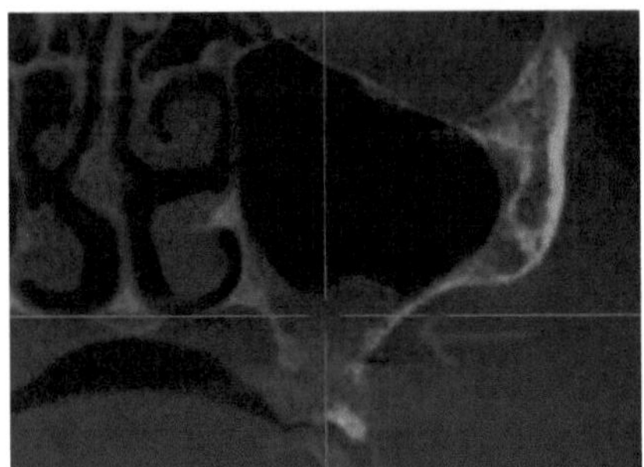

Figura 27 A vista coronal da tomografia computorizada mostra claramente um espessamento significativo da mucosa ao longo de todo o revestimento do seio.

As complicações podem ocorrer antes da terapia ativa, durante o procedimento cirúrgico, imediatamente após o procedimento cirúrgico, antes da colocação do implante, após a colocação do implante e após meses ou anos de colocação do implante. Uma vez ocorridas as complicações, nem sempre é fácil corrigi-las. Dito isto, segue-se uma lista de sugestões de gestão. Quando ocorre uma infeção no local de um implante, a primeira linha de tratamento seria colocar o doente a tomar um antibiótico bactericida, como a amoxicilina/ácido clavulânico 875 mg/125 mg por via oral, duas vezes por dia, durante 7 dias. Se o doente não responder à terapêutica antibiótica, é possível que o enxerto ou o seio nasal estejam infectados. Como a remoção do enxerto não é possível sem acesso lateral, pode ser necessária a remoção do implante. Para minimizar o risco, é necessário ter cuidado com todos os passos do procedimento, de modo a não obliterar o óstio, prejudicando a desobstrução do seio maxilar. A prevenção é feita através da reparação de boa qualidade das perfurações da mucosa endossinusal e da proibição de obturação em caso de laceração extensa da mucosa. A identificação e a gestão de potenciais complicações são necessárias e importantes para o sucesso, a função do seio maxilar a longo prazo e a estabilidade dos implantes dentários.

O aumento de seio maxilar com ou sem terapia simultânea de aumento de rebordo é uma modalidade de tratamento altamente previsível. Uma tendência recente na reabilitação oral com recurso a implantes dentários defende a utilização de implantes curtos, de forma a evitar procedimentos cirúrgicos extensos como o levantamento lateral do seio maxilar. Por muito promissores que estes resultados possam ser, ainda têm de passar pela prova do tempo, de modo a substituir o atual padrão de cuidados na restauração da maxila posterior atrófica.

Capítulo 3

Reabilitação da maxila posterior atrófica com métodos alternativos

O enxerto ósseo e a elevação do seio maxilar são procedimentos invasivos. Para além disso, acrescentam complexidade e aumentam o número de fases cirúrgicas necessárias para a terapia com implantes. Estas técnicas apresentam uma série de inconvenientes, tais como a necessidade de múltiplas intervenções cirúrgicas, a utilização de locais dadores de osso extra-orais (por exemplo, crista ilíaca ou crânio) - com a morbilidade envolvida na cirurgia destas zonas - e o longo período em que os pacientes permanecem sem reabilitação durante o intervalo de consolidação e cicatrização do enxerto. Estes factores dificultam a aceitação do tratamento restaurador por parte do paciente e limitam o número de procedimentos realizados.

Muitos pacientes que procuram tratamento com implantes osseointegrados deparam-se com uma situação de reabsorção severa do osso alveolar e muitas vezes não querem passar por uma cirurgia reconstrutiva (aumenta a morbilidade, hospitalização). Para ultrapassar estas limitações, têm sido propostas diferentes alternativas terapêuticas, tais como, implantes curtos, ou implantes colocados em áreas anatómicas específicas como a região pterigoide, o tubérculo ou o zigoma. Qualquer um destes procedimentos requer uma perícia cirúrgica considerável e tem as suas próprias vantagens, limites, riscos cirúrgicos e complicações que envolvem custos biológicos e financeiros[54].

Colocação de implantes curtos na região posterior atrófica do maxilar

Os implantes curtos são soluções viáveis em caso de altura óssea insuficiente e proporcionam uma orientação e distribuição de forças favoráveis[55]. Alguns autores[56,57] definiram os implantes curtos como implantes com um comprimento não superior a 7 mm. De um ponto de vista biomecânico, quando um implante é carregado, a crista óssea peri-implantar recebe o stress das primeiras roscas do implante; portanto, uma vez que uma altura mínima do implante é osseointegrada, o diâmetro do implante é mais relevante quando comparado com um aumento no comprimento[58-63]. No entanto, ainda existem várias controvérsias quanto à sua indicação devido a: (1) superfície reduzida do implante, o que leva a um menor contacto osso-implante após a osseointegração; (2) superfície reduzida de distribuição de forças após a carga; maior pressão na crista óssea; maior reabsorção, o que leva a um maior número de roscas expostas, diminuindo a superfície do implante osseointegrado; e (3) relação coroa/implante comprometida[64].

Em caso de aumento do rácio coroa/implante (C/I), a coroa funciona como um braço de alavanca, transferindo o stress para a crista óssea à volta do implante, o que pode resultar em perda óssea peri-implantar e problemas com os componentes da prótese.

Blanes verificou que, quando o rácio C/I era superior a 2, a taxa de sobrevivência da prótese implanto-suportada era de 94,1%. Os rácios coroa/implante que variam entre 0,5 e 1 são importantes para evitar o stress e a perda óssea ao nível da crista óssea, o que poderia resultar na perda do implante[65-68].

Atieh et al realizaram uma revisão sistemática de 33 estudos selecionados relativos a 2573 implantes curtos inseridos em maxilares superiores e/ou inferiores posteriores para reter próteses parciais fixas. Foi registada uma taxa de sobrevivência de 98%, após um período de acompanhamento de 5 anos. Quando comparados os implantes curtos com os longos, não foram observadas diferenças importantes. Os autores afirmaram que os implantes curtos representam uma opção de tratamento viável do que os mais longos e que a taxa de sobrevivência não está relacionada com a superfície, desenho ou largura do implante[69].

Esposito et al., numa base de dados Cochrane de revisão sistemática (2010), concluíram que os implantes curtos (5 mm de comprimento) com plataformas largas de 6 mm podem ser "carregados com sucesso no osso maxilar com uma altura residual de 4 a 6 mm abaixo do seio maxilar sem efetuar qualquer procedimento de aumento". A percentagem de contacto osso-implante pode ser modificada pela condição da superfície do implante. Isto é importante porque quanto maior for a percentagem de contacto com o osso, menor é a tensão aplicada à interface osso-implante[70]. Por conseguinte, é possível assegurar que, com critérios de seleção de casos cuidadosos, a longevidade dos implantes curtos é superior a 90%. Taxas de sucesso cumulativas de implantes curtos colocados na região posterior No entanto, para além das elevadas taxas de sucesso, o aspeto mais importante do tratamento com implantes curtos é a seleção de casos[71,72]. A taxa de sucesso dos implantes curtos em pacientes com condições mais favoráveis é maior, o que faz com que seja a melhor opção de tratamento[73].

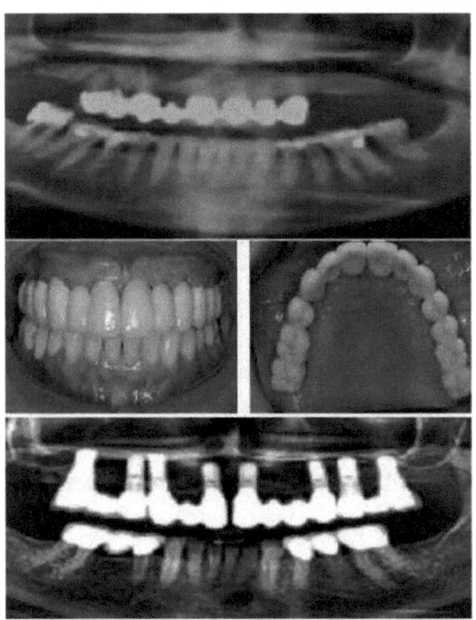

Figura 28 Implantes curtos colocados na região posterior

Colocação de implante na região pterigoide, região pterigomaxilar

Os implantes pterigóides apresentam elevadas taxas de sucesso, níveis de perda óssea semelhantes aos dos implantes convencionais, complicações mínimas e boa aceitação por parte dos pacientes, pelo que constituem uma alternativa para o tratamento de pacientes com maxila posterior atrófica. Podem distinguir-se duas localizações anatómicas nas quais os implantes são colocados na área retromolar: o processo pterigoide e a região pterigomaxilar. Os comprimentos e angulações dos implantes variam entre estas duas técnicas.

A utilização de implantes pterigóides foi descrita por Tulasne e esta técnica utilizou implantes com 22 mm de comprimento. De acordo com Tulasne, 80% dos maxilares atróficos retêm um corredor ósseo que é suficiente para permitir a colocação de um implante de 13 a 20 mm [74]. Este pilar ósseo é constituído por: a) a tuberosidade maxilar, 2) o processo piramidal do osso palatino e 3) o processo pterigoide. O período de cicatrização foi reduzido e não foram utilizados biomateriais.

O implante pterigoide atravessa a tuberosidade maxilar e o processo piramidal do osso palatino e, em seguida, encaixa no processo pterigoide do osso esfenoide

Ao colocar dois implantes na região pré-molar e um implante pterigoide na região posterior, é criado um plano em forma de tripé que protege toda a estrutura da força e carga transversais, tornando possível restaurar o maxilar posterior.

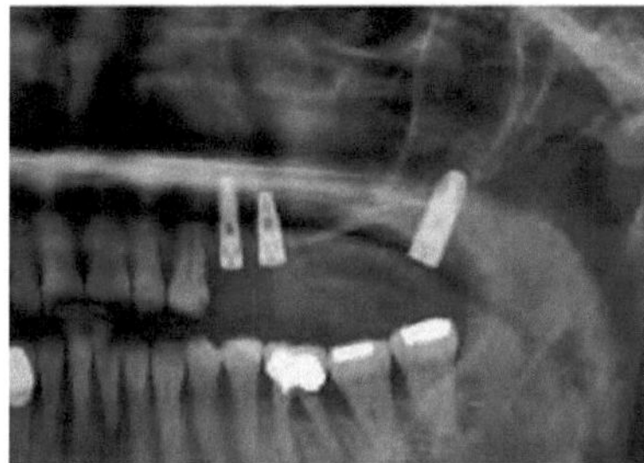

Figura 29 Colocação de dois implantes na região pré-molar e um implante pterigoide na região posterior

Muitos investigadores modificaram posteriormente a técnica sem alterar a nomenclatura, e cada vez mais implantes são colocados na região pterigomaxilar sem ancoragem no processo pterigoide[75-79].

Estes implantes são mais curtos e paralelos à parede posterior do seio maxilar. Não existe consenso quanto à nomenclatura destes implantes; seria interessante distinguir entre as duas localizações anatómicas retromolares em que os implantes são colocados, a região pterigomaxilar e o processo pterigoide. Geralmente são ancorados no osso pterigoide, no entanto, em alguns estudos são colocados numa posição mais anterior, ou seja, na zona pterigomaxilar, paralelamente à parede posterior do seio.

Assim, verifica-se que nas últimas décadas, dados os excelentes resultados obtidos com os implantes pterigomaxilares, este procedimento tem vindo a afirmar-se gradualmente não só como uma opção de tratamento fiável, mas também como uma opção que oferece bons resultados a longo prazo.

Procedimento cirúrgico

A colocação dos implantes pterigóides é efectuada segundo um protocolo que exige uma perícia cirúrgica e um conhecimento aprofundado da anatomia desta zona. O implante é colocado na placa pterigoide do osso esfenoide, com uma angulação entre 35o e 55o, que depende do assoalho do seio maxilar e da altura do osso disponível na região da tuberosidade. O local do implante é preparado combinando brocas e osteótomos retos, de acordo com a técnica descrita por Valero'n J.F., Valero'n P.F. utilizada por outros pesquisadores[80].

O ponto de entrada é determinado com uma broca redonda. A preparação do leito do implante começa então com o osteótomo reto mais pequeno, seguido de uma broca piloto para estabelecer a direção do eixo do implante. A preparação continua com osteótomos cilíndricos consecutivos em combinação com brocas de diâmetro crescente. A utilização de osteótomos não requer remoção de osso e permite a compactação do osso cortical e a consolidação lateroapical do osso trabecual[81,82].

A distância da artéria maxilar interna até a extremidade inferior da sutura pterigomaxilar é de 25 mm, pois a artéria passa 1 cm acima da sutura pterigopalatina antes de entrar na fossa pterigopalatina[83].

Permitem a ancoragem no maxilar posterior atrofiado/resorvido sem levantamentos de seio ou enxertos ósseos, alcançando estabilidade e elevadas taxas de sucesso a longo prazo.

Esta é uma área de trabalho segura para o operador devido à ausência de estruturas vitais na área de inserção. A colocação de implantes na região pterigomaxilar é efectuada dentro da tuberosidade maxilar ou paralelamente à parede posterior do seio.

Os implantes na região pterigomaxilar são colocados dentro da tuberosidade maxilar, perto ou paralelamente à parede posterior do seio maxilar. O procedimento cirúrgico é semelhante ao dos implantes ancorados no processo pterigoide, sendo a única diferença a utilização de osteótomos curvos em vez de rectos. O ângulo deve ser de 108 a 208 graus para simular a angulação correta do terceiro molar. Valero'n et al recomendam o uso de osteótomos, que preservam mais osso e reduzem os riscos cirúrgicos, especialmente hemorragias. Os osteótomos minimizam o risco cirúrgico, preservam mais osso e permitem maior controlo (tátil). Um dos maiores riscos cirúrgicos que podem ocorrer durante a cirurgia é a hemorragia1, devido à proximidade da artéria maxilar interna, que corre 1cm acima da sutura pterigomaxilar, sendo esta complicação rara, não tendo sido mencionada em nenhum dos estudos revisados.

A taxa de sucesso dos implantes pterigóides é uma das mais elevadas do maxilar. Tulasne observou 97% de sucesso, Ridell et.al relataram 22 implantes pterigóides com um seguimento de 1 a 12 anos, e apresentaram uma taxa de sucesso de 100%[84].

Ambos os locais de localização de implantes para restaurar a maxila posterior têm uma vantagem distinta sobre o procedimento convencional de elevação do seio maxilar. Embora os procedimentos realizados para aumentar a quantidade de osso, como a elevação do seio maxilar, dêem bons resultados, estes procedimentos estão sempre associados a complicações como a rejeição do enxerto/implante e o aumento da morbilidade global do doente. Também é considerado como uma opção de tratamento de reabilitação em caso de maxilar atrófico no contexto de pós-trauma, pós-cancro e malformações graves. Os implantes pterigóides na região pterigoide são uma modalidade de tratamento alternativa para a reabilitação da maxila posterior atrófica.

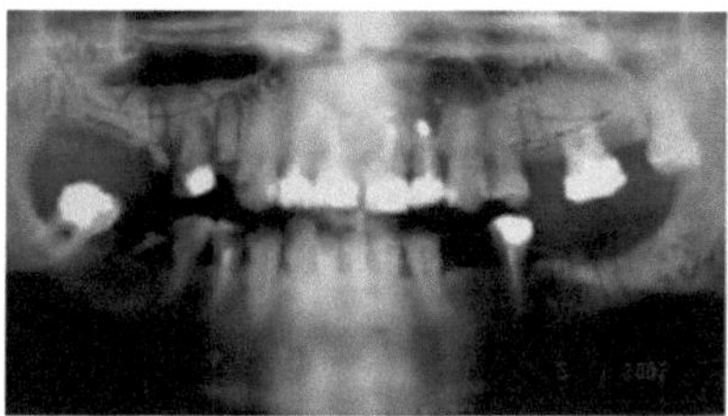

Figura30 Radiografia panorâmica pré-operatória

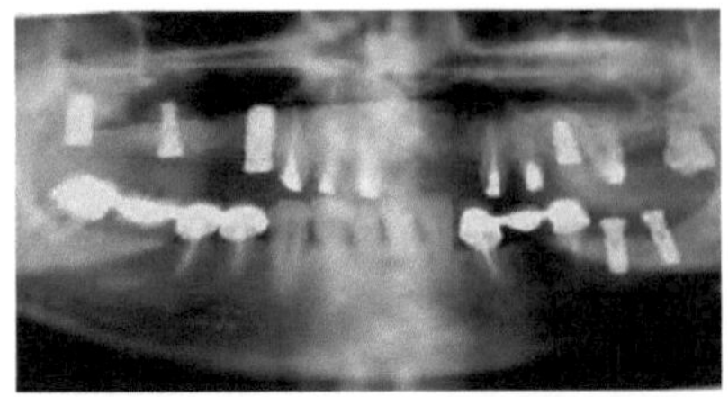

Figura31 Radiografia panorâmica pós-operatória mostrando os implantes em boa posição.

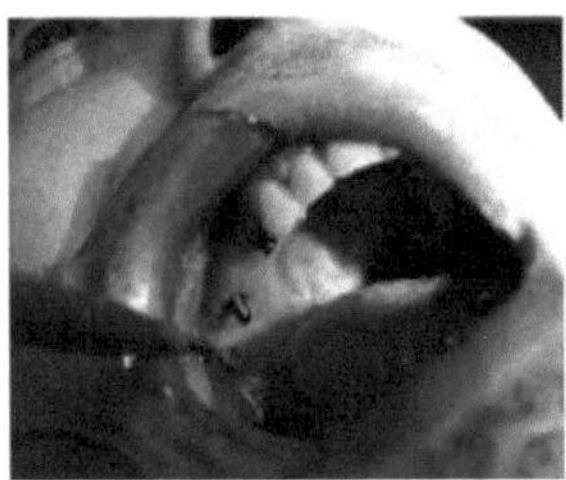

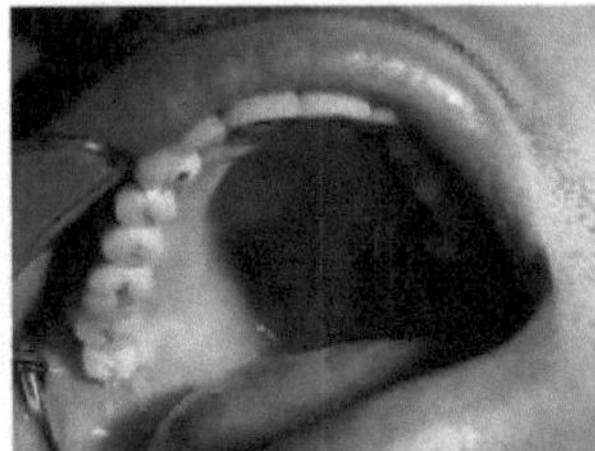

Figura32,33 Vista intra-oral dos pilares do maxilar superior antes da reconstrução protética. Aspeto clínico após a reabilitação protética com uma restauração protética metalo-cerâmica não removível.

No caso de restaurações suportadas por implantes em toda a arcada, a utilização de implantes pterigomaxilares dá apoio e retenção às restaurações e elimina o comprimento do cantilever que pode ser necessário quando são colocados apenas implantes anteriores.

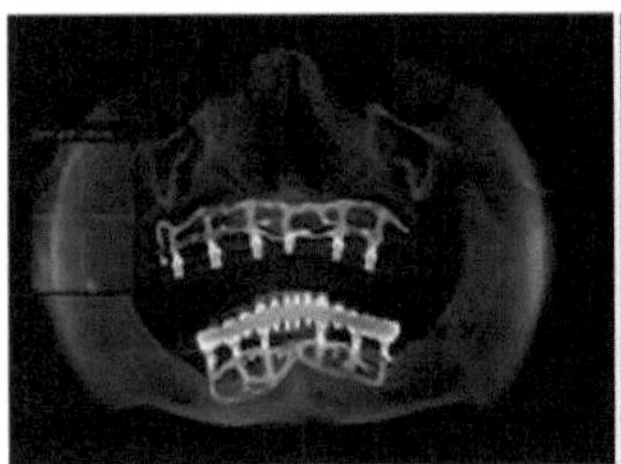

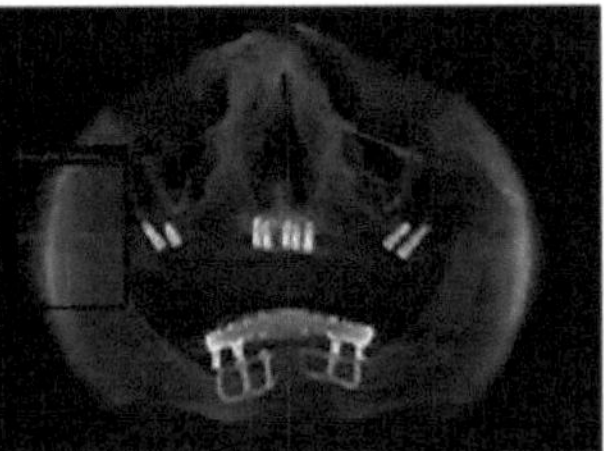

Figura34,35 Tomografia computorizada pré-operatória. Tomografia computorizada após 1 mês de cirurgia

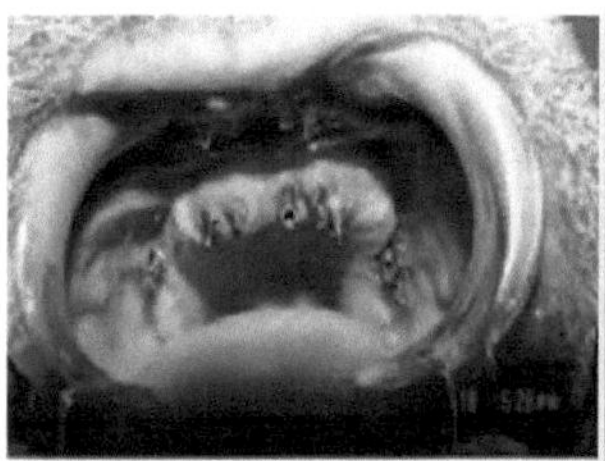
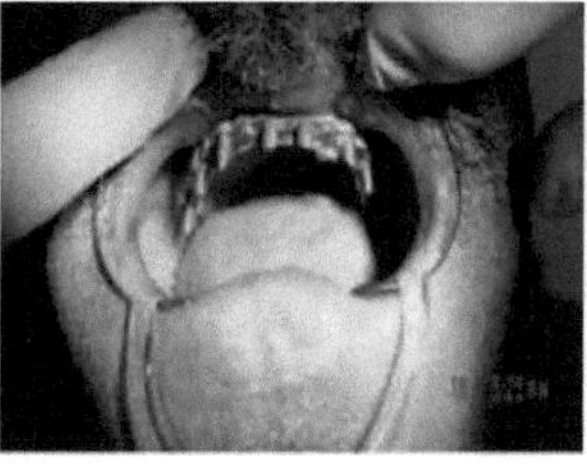

Figura36,37 Vista intra-oral dos pilares do maxilar superior antes da reconstrução protética. Colocação da carcaça no maxilar superior

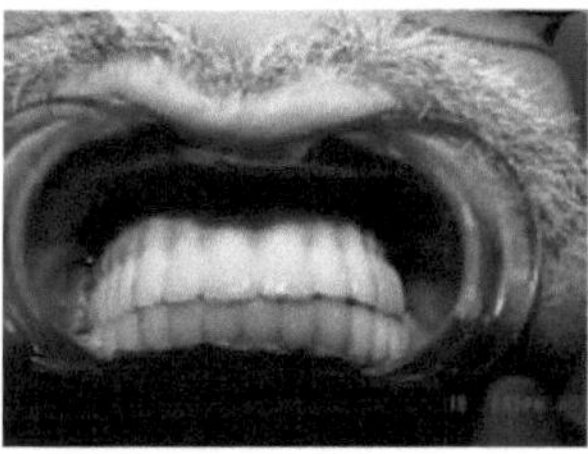
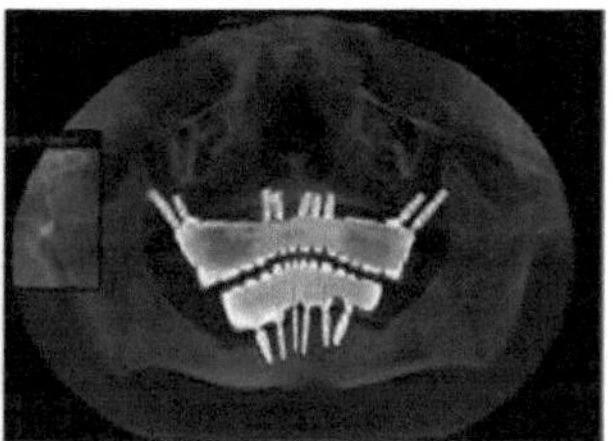

Figura38,39 Aspeto clínico após reabilitação protética com restauração protética metalo-cerâmica não removível. Tomografia computadorizada após a reconstrução protética

Colocação de implantes na zona do zigoma

O edentulismo é um dos problemas dentários mais comuns na população idosa. Uma situação edêntula na maxila posterior representa um desafio para o dentista restaurador. A razão é em grande parte devido a factores anatómicos como a qualidade do osso, frequentemente osso de qualidade tipo III ou IV, de acordo com Lekholm e Zarb [85].

A colocação de implantes dentários na área do zigoma é uma forma de ultrapassar o problema do volume ósseo insuficiente para a cirurgia de implantes de rotina na maxila posterior, devido à reabsorção grave do osso maxilar e a um alargamento extenso do seio maxilar.

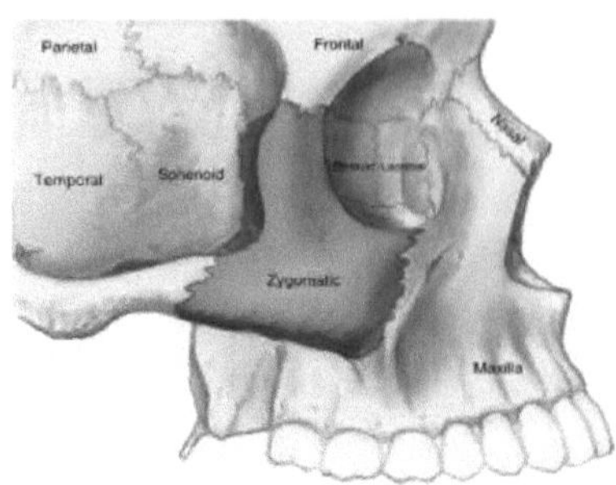

Figura 40 O corpo zigomático tem um stock ósseo adequado, mesmo com atrofia alveolar maxilar.

O comprimento dos implantes do zigoma varia entre 30 e 55 mm, e o seu diâmetro afunila de 4 mm superiormente para 5 mm ao nível da fixação. A integração do implante ocorre dentro do osso espesso no corpo do zigoma, o que produz um comprimento integrado entre 15 e 20 mm.

O objetivo do implante de zigoma é proporcionar um suporte de implante posterior num doente que não é adequado para a colocação direta de um implante convencional de forma radicular nesta localização.

Esta técnica desenvolvida pelo Prof. Branemark utiliza o osso da bochecha (osso zigomático) para ancorar os implantes zigomáticos mais longos. Branemark considerou a possibilidade de utilizar o osso compacto e denso do zigoma como local de ancoragem para a reabilitação protética de pacientes com defeitos extensos da maxila causados por ressecções tumorais, traumatismos ou defeitos congénitos. Após os estudos-piloto iniciais de Brânemark durante os anos de 1989 a 1994, nos quais foi avaliado o uso do implante de zigoma, foram realizados ensaios clínicos retrospectivos e prospectivos em vários centros[86].

Seguindo a descrição de Branemark, Uchida et al. em 2001, mediram a maxila e o zigoma em 12 cadáveres, observando que o ápice de um implante de 3,75 mm de diâmetro requer um zigoma de pelo menos 5,75 mm de espessura. Relativamente à colocação do implante, aconselharam que uma angulação de 43,8° ou menos aumenta o risco de perfurar a fossa infratemporal ou a área lateral da maxila; se a angulação for mais vertical, 50,6° ou mais, aumenta o risco de perfurar o pavimento orbital[87].

Stella e Wagner descreveram uma variante da técnica (Sinus Slot Technique) em que o implante é posicionado através do seio através de um slot estreito, seguindo o contorno do osso malar e introduzindo o implante no processo zigomático. Desta forma, evita-se a necessidade de fenestração do seio maxilar e faz-se com que o implante surja sobre a crista alveolar ao nível dos primeiros molares, com uma angulação mais vertical [88].

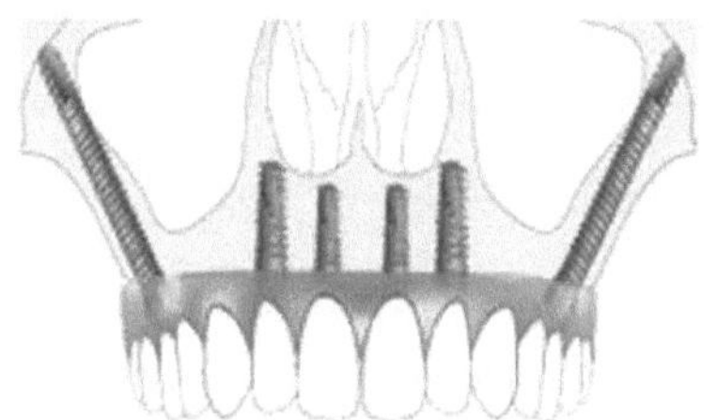

Figura 41 O implante é posicionado seguindo o contorno do osso malar e introduzindo o implante em

o processo zigomático.

A TC das estruturas maxilofaciais e dos seios paranasais é útil no planeamento da cirurgia, na exclusão de patologia sinusal significativa e na otimização do posicionamento do implante do zigoma. A medição por TC do entalhe zigomático até à crista do rebordo alveolar maxilar ajudará a antecipar o comprimento do implante zigomático, mas fornecerá valores que tendem a ser ligeiramente mais longos do que o comprimento real do implante necessário na cirurgia.

Nos últimos anos, o planeamento 3D pré-operatório do tratamento com implantes, que tem em conta a qualidade e a quantidade do maxilar e as considerações protéticas, teve uma grande influência no resultado final do tratamento com implantes. Em particular, antes da colocação de implantes no zigoma, deve ser efectuada uma imagiologia e um planeamento em 3D para garantir a segurança da cirurgia e da reabilitação.

Foi confirmado por estudos clínicos e anatómicos que o osso zigomático pode oferecer uma ancoragem previsível e uma função de suporte para uma prótese suportada por implantes em maxilares severamente reabsorvidos. Também foi relatada uma melhoria significativa da qualidade de vida, comparável à reconstrução maxilar com osso autógeno, com implantes zigomáticos colocados em pacientes submetidos a maxilectomia e ablação de tumores[89].

Como a altura óssea residual é frequentemente inferior a 4-5 mm em maxilares posteriores largamente reabsorvidos, excluindo a colocação síncrona de implantes aquando do aumento do seio, este último ocorre seis a 12 meses após a cicatrização e maturação do enxerto ósseo. Uma vez que o tempo de cicatrização aceite para implantes dentários no maxilar posterior é de seis meses, o tempo total de tratamento é consideravelmente prolongado, em comparação com o tempo mais curto que o tratamento com implantes zigomáticos oferece[90,91,92].

Tradicionalmente, dois implantes zigomáticos unidos a dois implantes pré-maxilares com forma de raiz convencional têm sido recomendados como o pré-requisito mínimo para o suporte de uma sobredentadura maxilar. No quarto paciente, apesar da falha de um implante pré-maxilar, uma sobredentadura foi suportada com sucesso por dois implantes zigomáticos e o único implante dentário restante. Este procedimento é efectuado pelo nosso cirurgião de implantes dentários altamente qualificado.

Para além da sua utilização inicial no fornecimento de suporte para obturadores maxilares ou sobredentaduras, os implantes zigomáticos também foram utilizados com sucesso para fornecer uma prótese híbrida maxilar fixa, como foi demonstrado nos três primeiros relatos de casos. O implante zigomático Branemark System tem uma cabeça angulada a 45° que permite que a plataforma do implante esteja no mesmo plano que os implantes convencionais em forma de raiz na pré-maxila. Foram sugeridas modificações no desenho da angulação da cabeça do implante ou novas técnicas de colocação de implantes com uma maior inclinação axial do implante para evitar este problema. Recentemente, foi concebido um implante zigomático modificado (Southern Implants, SA) com uma angulação da cabeça de 55° para melhorar o perfil de emergência e diminuir o cantilever vestibular ao nível do plano oclusal[93].

A colheita de osso extra-oral implica um aumento da hospitalização, dos custos financeiros, da morbilidade do local do dador e das limitações funcionais. Para além disso, existe um risco de 8,6% de complicações após a colheita de enxerto ósseo da crista ilíaca. Ultimamente, têm sido relatadas taxas de morbilidade ainda mais elevadas, incluindo dor (14%) e défices neurosensoriais (26%). Finalmente, a redução imprevisível do tamanho do enxerto ósseo, devido à reabsorção, é um achado frequente[94-96].

Existem 3 técnicas cirúrgicas diferentes para a colocação de implantes zigomáticos:

- implantes intra-sinusais com a técnica clássica da janela do seio[97],
- implantes intra-sinusais com a técnica de ranhura sinusal[98,99],
- implantes extra-sinusais[100,101].

O intrasinus tem sido bem conhecido como uma abordagem tradicional e a mais comum aplicada para tratar maxilares atróficos associados ao uso de implantes zigomáticos posteriormente, com ou sem retenções adicionais por implantes dentários convencionais anteriormente.

A técnica clássica da janela sinusal consiste em expor a face frontolateral do osso zigomático e criar uma janela de 10-3 5 mm no seio para visualizar a trajetória do implante. O implante zigomático localiza-se na crista do osso alveolar, passando pela cavidade sinusal, guiado pelo pilar zigomático, atingindo o osso zigomático. Na abordagem intra-sinusal, a posição do corpo do implante zigomático tem de ser mantida nos limites do seio maxilar, fazendo com que a cabeça do implante emerja num aspeto mais palatino, resultando numa prótese dentária volumosa. Isto pode dever-se à resistência mecânica da prótese e pode afetar a higiene oral[102-104].

Este protocolo foi modificado por Stella & Warner, que desenvolveram a técnica do slot com o objetivo de facilitar a visualização do ângulo e da posição. Desta forma, evita-se a necessidade de penetração no seio maxilar, e o implante surgirá sobre a crista alveolar ao nível do primeiro molar, com uma angulação mais vertical.

O implante zigomático atravessa o seio próximo à crista zigomáticoalveolar. É colocado ligeiramente palatino na região do segundo pré-molar e o seu ápice perfura a porção cortical do osso zigomático perto do ângulo entre o arco zigomático e o processo frontal (Stella & Warner 2000)[105].

Esta técnica melhora a visualização do posicionamento do implante, reduz as complicações sinusais e os sintomas pós-operatórios, e permite um posicionamento mais vestibular da cabeça do implante, facilitando assim a restauração protética. O sucesso médio ponderado foi de 97,8%[106]. Esta técnica é melhor do que a intrasinus porque o retalho é mais conservador, causando menos trauma e melhorando a evolução pós-operatória. O resultado da prótese também é melhorado esteticamente e funcionalmente sem reabilitação híbrida [107].

Implantes zigomáticos extra-sinusais que se fixam à parede lateral do seio e ao osso zigomático. São utilizados 1 implante zigomático de cada lado, para além de 4 implantes normais na parte da frente do maxilar, na zona onde se encontravam os dentes anteriores superiores.

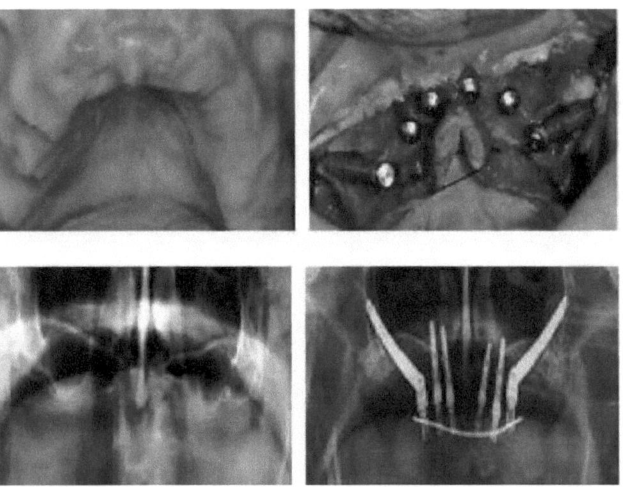

Figura 42 O implante zigomático está localizado no aspeto interno da parede do seio, frequentemente sem perfuração da membrana.

Aparicio et al observaram uma estabilidade primária mais elevada do que com a técnica clássica, uma vez que o implante é fixado a uma maior quantidade de osso cortical. A média ponderada de sucesso foi de 99,2%[108,109]. Os implantes são mais frequentemente colocados em carga 3-6 meses após a colocação. A técnica mais utilizada

A restauração protética mais utilizada por todos os autores foi a prótese fixa cimentada ou parafusada. Alguns autores recomendaram a carga imediata, obtendo taxas de sucesso de 96,4% a 100%[110,111]. Em comparação com o enxerto ósseo maior, ainda é uma técnica menos invasiva e pode ser utilizada nos casos em que os enxertos ósseos não podem ser colhidos por algum motivo.

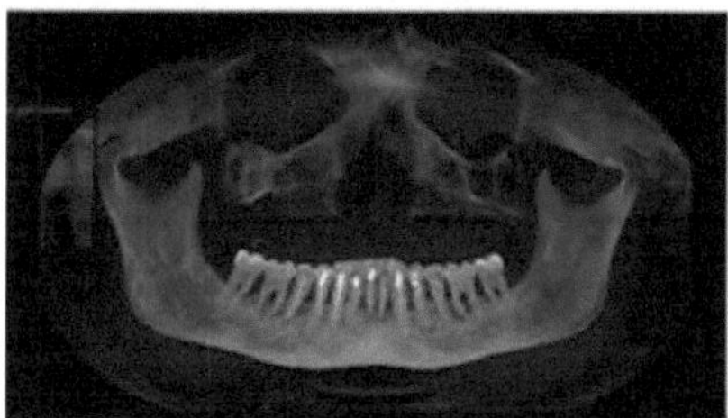

Figura 43 Tomografia computorizada pré-operatória

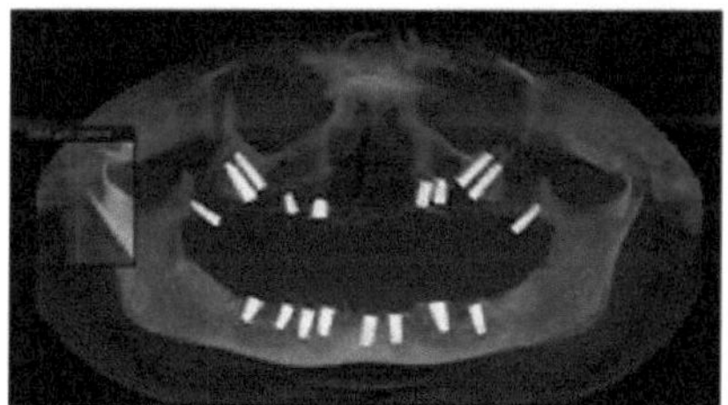

Figura 44 TAC após 1 mês de cirurgia 2 implantes nas regiões tubulares do maxilar superior, 4 implantes dentários no processo do zigoma, 4 implantes dentários na área dos dentes distantes 13,14,23,24.

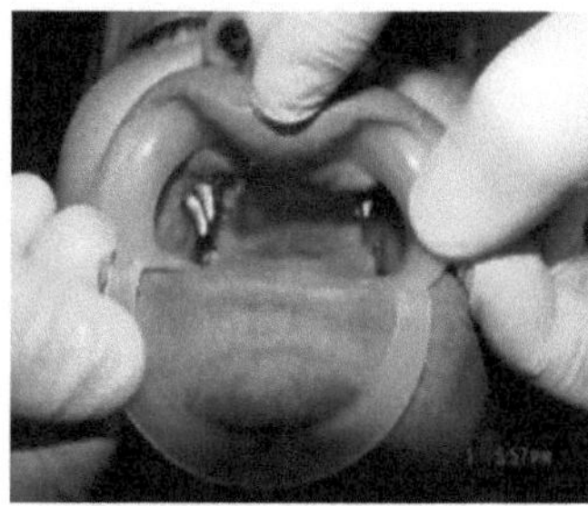

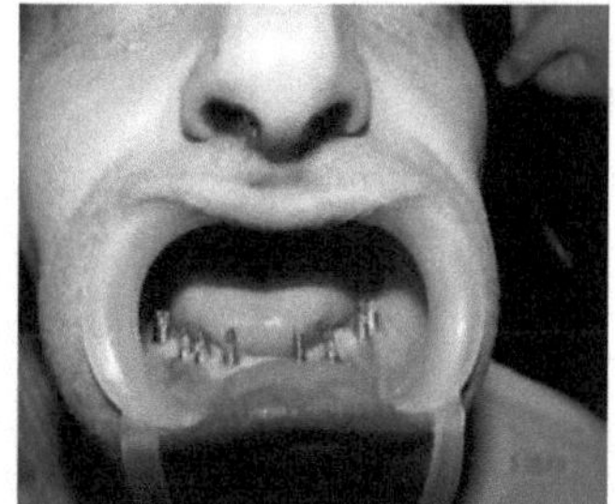

Figura 45,46 Vista intra-oral dos pilares do maxilar superior antes da reconstrução protética. Vista intra-oral dos pilares do maxilar inferior antes da reconstrução protética

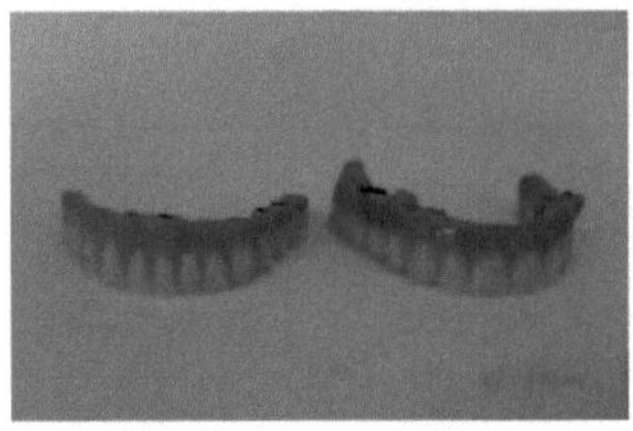

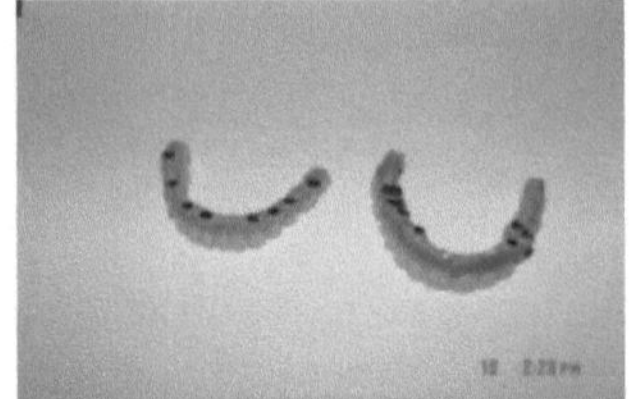

Fig 47,48 Colocação de implantes nos maxilares superior e inferior Restauração protética metalo-cerâmica não removível antes da reconstrução protética

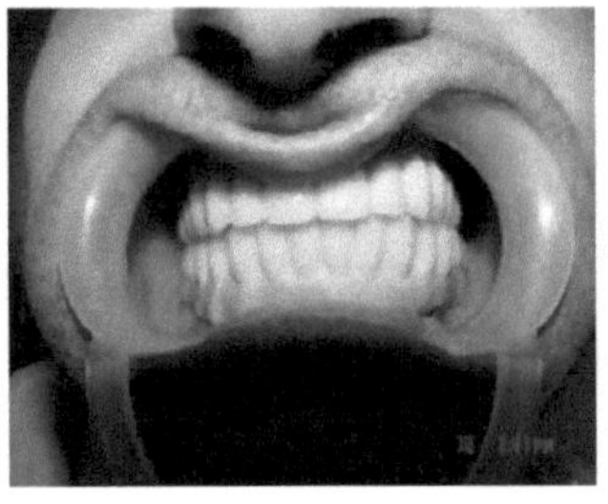

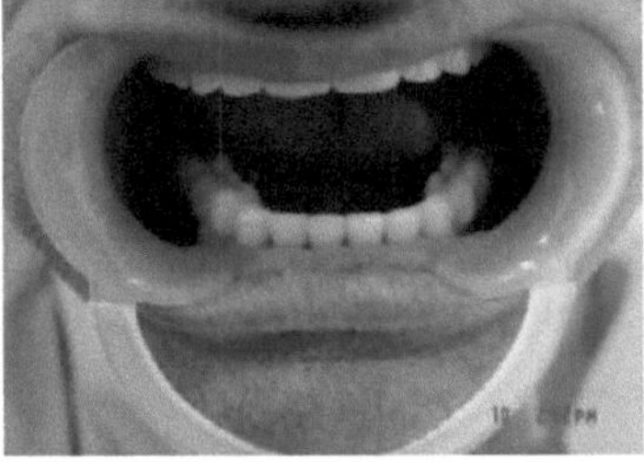

Fig 49,50 Aspeto clínico após reabilitação protética com restauração protética metalo-cerâmica não removível

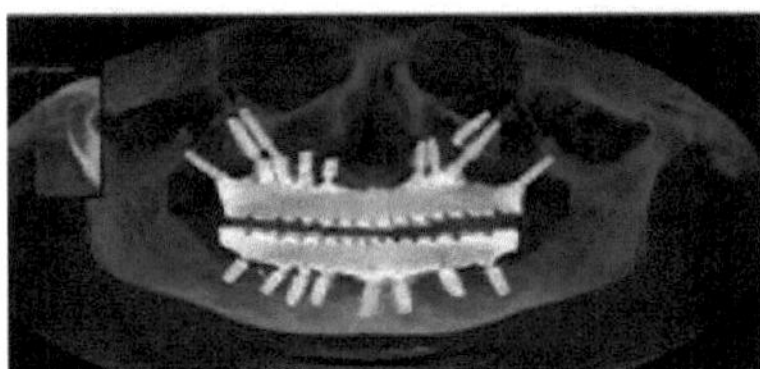

Figura 51 TAC após 6 meses de cirurgia

A taxa de sucesso dos implantes zigomáticos obtida por diferentes autores varia entre 82% e 100%, no entanto, muitas complicações foram relatadas na literatura, sendo a sinusite a mais comum[116].

Complicações e nível de satisfação

A complicação mais comum foi a sinusite maxilar, aparecendo em 8 dos 15 estudos com uma frequência de 1,85% a 18,42%, sendo que em todos os casos foi utilizada antibioticoterapia e a sinusite resolveu sem maiores complicações. A maior percentagem de sinusite foi apresentada por Kahnberg et al, cuja série incluiu 14% de doentes com doença sinusal prévia. Outras complicações menos frequentes foram perfuração menor da membrana sinusal, infecções gengivais, fístula, laceração labial, parestesia, perda do implante e fracturas da prótese[112-115]. As contra-indicações do tratamento com implantes zigomáticos são semelhantes às aplicadas na colocação de implantes dentários convencionais. A visibilidade intra-operatória limitada, a complexidade das estruturas anatómicas e as complexidades da curva zigomática tornam este procedimento uma tarefa clinicamente exigente, pelo que os pacientes têm de ser informados das possíveis complicações. Parece que, durante o procedimento clínico de colocação de implantes, o nervo zigomático-facial é frequentemente encontrado, pelo que é possível a sua lesão. O mesmo se aplica ao nervo infra-orbital. Devido à reflexão do tecido mole sobre ele, foram relatados distúrbios de sensibilidade da pele malar após a colocação do implante no osso zigomático [117,118].

Os nossos resultados estão de acordo com a literatura e levam a concluir que a utilização de implantes através do tubérculo atrofiado do maxilar superior e do processo zigomático são uma boa alternativa à elevação do seio maxilar e aos enxertos ósseos em pacientes com maxilas atróficas posteriores[119].

Estes métodos permitem:

1. Evitar o plástico ósseo, que é utilizado em condições de atrofia do maxilar superior aquando da instalação de implantes dentários convencionais.

2. Para encurtar os prazos de reabilitação: produzir uma prótese totalmente funcional e estética.

É possível concluir que a reabilitação com implantes zigomáticos é uma técnica previsível, não carece de possíveis complicações, pelo que deve ser reservada apenas a profissionais com vasta experiência cirúrgica, uma vez que requer uma longa curva de aprendizagem e experiência prévia com implantes convencionais.

Conclusão

A maxila edêntula severamente atrófica, como consequência da reabsorção do osso alveolar e da pneumatização do seio maxilar, representa uma séria limitação à reabilitação com implantes.

O desenvolvimento e aperfeiçoamento de métodos alternativos para restaurar a integridade da dentição com um grau extremo de atrofia da crista alveolar do maxilar superior é muito urgente. Na prática clínica, é cada vez mais comum os pacientes exigirem terapias que ofereçam um bom resultado final e, ao mesmo tempo, reduzam os custos, o tempo de cicatrização e a incapacidade temporária para trabalhar. Neste contexto, generalizam-se as novas tecnologias de implantes, que permitem reduzir o volume e o número de intervenções cirúrgicas, bem como encurtar a duração do tratamento.

Realizando uma análise comparativa das diferentes abordagens para o tratamento da demência em pacientes com atrofia maxilar grave na área do seio maxilar, chegámos à conclusão de que é possível obter uma combinação razoável de diferentes técnicas para alcançar um resultado ótimo.

Referências

1 Cawood JI, Howell RA. Uma classificação dos maxilares edêntulos.Int JOral MaxillofacSurg.198817:233- 236.

2 Triplett RG, Cshow SR. Enxertos ósseos autólogos e implantes endósseos: técnicas complementares. J Oral Maxillofac Surg. 1996;54:486-494.

3 Del Fabbro M, Rosani G, Taschieri S. Taxas de sobrevivência de implantes após aumento do seio maxilar. Uma revisão sistemática. Eur J Oral Sci. 2008; 116:497-506.

4 Witmer LM. A história filogenética dos seios aéreos paranasais. In: Koppe T, Nagai H, Alt KW, eds. The Paranasal Sinuses of Higher Primates: Development, Functio

5 Ella B, Sedarat C, Noble Rda C, Normand E, Lauverjat Y,Siberchicot F, et al. Conexões vasculares da parede lateral do seio: efeito cirúrgico no aumento do seio. Int J Oral Maxillofac Implants 2008;23:1047-52.

6 . Moreno Vazquez JC, Gonzalez de Rivera AS, Gil HS, et al. Taxa de complicações em 200 procedimentos consecutivos de elevação do seio maxilar: diretrizes para prevenção e tratamento. J Oral Maxillofac Surg 2014;72(5):892-901.

7 Wen SC, Lin YH, Yang YC, et al. A influência da espessura da membrana sinusal na perfuração da membrana durante o procedimento de elevação do seio transcrestal. Clin Oral Implants Res 2014. [Epub ahead of print].

8 . Nolan PJ, Freeman K, Kraut RA. Correlação entre a perfuração da membrana Schneideriana e o resultado do enxerto de elevação do seio: uma avaliação retrospetiva de 359 seios aumentados. J Oral Maxillofac Surg 2014;72(1):47-52

9 Krennmair G, Ulm CW, Lugmayr H, Solar P. The Incidence, Location, And Height Of Maxillary Sinus Septa In The Edentulous And Dentate Maxilla Journal of Oral Maxillofacial Surgery 1999;57:667-671

10 Velàsquez-Plata D, Hovey LR, Peach CC, Alder ME. Septos do seio maxilar: Uma análise de tomografia computorizada tridimensional. Int J Oral Maxillofac Implants 2002; 17(6): 854-60.

11 Rosano G, Taschieri S, Gaudy JF, Lesmes D, Del Fabbro M. Septos do seio maxilar: Um estudo cadavérico. J Oral Maxillofac Surg 2010; 68(6): 1360-1364

12 Schwarz L, Schiebel V, Hof M, Ulm C, Watzek G, Pommer B. Factores de risco de perfuração da membrana e complicações pós-operatórias na cirurgia de elevação do pavimento do seio: Revisão de 407 procedimentos de aumento. J Oral Maxillofac Surg 2015; 73(7): 1275-82.

13 Tatum H Jr. Reconstrução com implantes da maxila e do seio maxilar. Dent Clin North Am. 1986;30(2):207- 229.

14 Boyne PJ, James RA. Enxerto do pavimento do seio maxilar com medula e osso autógenos. J Oral Surg. 1980;38(8):613-616.

15 Boyne P, Cole M, Stringer D, Shafquat J. Uma técnica para a regeneração óssea de rebordos maxilares edêntulos deficientes. // J. Oral Maxillofac. Surg.- 1985,-vol. 43.- p. 87-91.

16 Summers RB. Elevação do assoalho do seio maxilar com osteótomos. J Esthet Dent. 1998;10(3):164-171.

17 .van den Bergh JP, ten Bruggenkate CM, Disch FJ, Tuinzing DB. Aspectos anatómicos das elevações do pavimento sinusal. Clin Oral Implant Res. 2000;11(3):256-265 18.Soltan M, Smiler D, Ghostine M, Prasad HS, Rohrer MD. Elevação da membrana antral usando um pós-enxerto: uma abordagem crestal. Gen Dent 2012;60:86-94.

19 Kfir E, Kfir V, Eliav E, Kaluski E. Elevação minimamente invasiva da membrana antral com balão: Relatório de 36 procedimentos. J Periodontol 2007;78:2032-35.

20 Kfir E, Goldstein M, Yerushalmi I, *et al.* Elevação minimamente invasiva do balão da membrana antral - Resultados de um registo multicêntrico. Clin Implant Dent Relat Res. 2009;11:83-91.

21 . Tiwana PS, Kushner GM, Haug RH. Aumento do seio maxilar. Dent Clin North Am.2006;50(3):409-424.

22 Marx RE, Carlson ER, Eichstaedt RM, Schimmele SR, Strauss JE, Georgeff KR (1998) Platelet-rich plasma: growth fator enhancement for bone grafts. Oral Surg Oral Med Oral Pathol Oral Radiol Endod 85:638-646 23.Froum S. Dental implant complications etiology, prevention, and treatment. Blackwell Publishing. 2010.

24 Tiziano T, Massimo Del F, Roberto W, Stephen W (2009) Cirurgia do seio maxilar e alternativas de tratamento. In: Testori, et al. (Eds.), Complicações: diagnóstico e gestão. Quintessence Publishing Co, Alemanha, 311-324.

25 Felisati G, Maccari A, Borloni R, Gatti F, et al. (2009) The Management of Complications Following Displacement of Oral Implants in the Paranasal Sinuses: a Multicenter Clinical Report and Proposed Treatment Protocolos. Int J Oral Maxillofac Surg 38(12): 12731278.

26 L.Ardekian, E. Oved-Peleg, E. Mactei, M. Peled O significado clínico da perfuração da membrana sinusal durante o aumento do seio maxilar. J Oral Maxillofac Surg, 64, 2006, 277-282

27 Vlassis JM, Fugazzotto PA. Um sistema de classificação para perfurações da membrana sinusal durante procedimentos de aumento com opções de reparação. J Periodontol. 1999;70:692-699

28 Neugebauer J, Ritter L, Mischkowski RA, **et** al. Avaliação da anatomia do seio maxilar por TC de feixe cónico antes da elevação do pavimento do seio. Int J Oral Maxillofac Implants 2010; 25(2): 258-265.

29 Zijderveld S, van den Bergh J, Schulten E, et al. Achados anatómicos e cirúrgicos e complicações em 100 procedimentos consecutivos de elevação do pavimento do seio maxilar. J Oral Maxillofac Surg.2008;66: 1426-1438.

30 Galli SKD, Lebowitz RA, Giacchi RJ, et al. Sinusite crónica que complica a cirurgia de elevação do seio maxilar. Am J Rhinol. 2001;15:181-186

31 Chanavaz M. Seio maxilar: Anatomia, fisiologia, cirurgia e enxertos ósseos relacionados com a implantologia - Onze anos de experiência cirúrgica (1979-1990). J Oral Implantol. 1990;16:199-209.

32 Proussaefs P, Lozada J, Kim J. Efeitos da selagem da membrana do seio perfurado com uma membrana de colagénio reabsorvível: Um estudo piloto em humanos. J Oral Implantol. 2003;29:235-241.

33 Choi BH, Zhu SJ, Jung JH, et al. A utilização de cola de fibrina autóloga para fechar perfurações da membrana sinusal durante a elevação do seio maxilar. Oral Surg Oral Med Oral Pathol Oral Radiol Endod. 2006;101:150-154.

34 C.Karabuda, V. Arisan, H. Ozyuvaci Efeitos das perfurações da membrana sinusal no sucesso de implantes dentários colocados no seio maxilar. J Periodontol, 77 2006, 1991 1997 0022-3492

35 Fouad K, Hadi A, Patrick M (2007) Com contribuições. Em: Bessade et al. (Eds.), Bone augmentation in oral implantology. Arndt Happe e Fouad Khoury. Complicações e factores de risco em procedimentos de fragmentação óssea. Q S.A.

36 .Zijderveld, 36.Bergh. J. P. van den, E. A. Schulten, Bruggenkate. C. M. Achados anatómicos e cirúrgicos e complicações em 100 procedimentos consecutivos de elevação do pavimento do seio maxilar.J Oral Maxillofac Surg, 66 7Jul 2008), 1426 - 1438

37 Barone A, Santini S, Marconcini S, Giacomelli L, Gherlone E, Covani U. Osteotomia e elevação da membrana durante o procedimento de aumento do seio maxilar. Um estudo comparativo: dispositivo piezoelétrico vs. instrumentos rotativos convencionais.Clin Oral Impl. Res 2008;19:511-515.

38 .P.Galindo, E. Sânchez-Fernândez, G. Avila, A. Cutando, J. E. Fernandez, 2005Migração de implantes para o seio maxilar: dois casos clínicos. Int J Oral Maxillofac Implants, 20 2Mar-Abr 2005), 291-295

39 W.L.Hunter, J. P. Bradrick, S. M. Houser, J. B. Patel, J. Sawady, 2009Sinusite maxilar resultante da obstrução do óstio por enxerto ósseo deslocado: relato de caso. J Oral Maxillofac Surg, 67, 7, 1495-1498

40 Rosano G, Taschieri S, Gaudy JF, Weinstein T, Del Fabbro M. Anatomia vascular do seio maxilar e sua relação com a cirurgia de elevação do seio maxilar.Clin Oral

Impl. Res 2011; 22:711-715

41 Solar P, Geyerhofer U, Traxler H, Windish A, Ulm C, Watzak G. Fornecimento de sangue ao seio maxilar relevante para os procedimentos de elevação do pavimento sinusal. Clin Oral Implants Res 1999; 10: 34-44.

42 Flanagan D. Suprimento arterial do seio maxilar e potencial para complicações hemorrágicas durante a elevação do seio maxilar por abordagem lateral. Implant Dent 2005;14:336- 338

43 Ostman PO, Hellman M, Wendelhag I, Sennerby L. Medições da análise da frequência de ressonância de implantes na cirurgia de colocação. Int J Prosthodont 2006; 19: 77-83.

44 Markovic A, Calvo-Guirado JL, Lazic Z, Gómez-Moreno G, Calasan D, Guardia J, et al. Avaliação da estabilidade primária de implantes dentários auto-roscantes e não auto-roscantes. Um estudo clínico de 12 semanas. Clin Implant Dent Relat Res 2013; 15(3): 341-349.

45 Chiapasco M, Felisati G, Maccari A, Borloni R, Gatti F, et al: A gestão de complicações após a deslocação de implantes orais nos seios paranasais: um relatório clínico multicêntrico e protocolos de tratamento propostos. Int J Oral Maxillofac Surg38(12): 1273-1278.

46 Pignataro L, Mantovani M, Torretta S, Felisati G, Sambataro G (2008) Avaliação otorrinolaringológica na gestão integrada de candidatos a elevação do seio maxilar. Ata Otorhinolaryngol Ital 28(3): 110-119.

47 Jung JH, Choi BH, Jeong SM, Li J, Lee SH, et al. (2007) Um estudo retrospetivo dos efeitos sobre as complicações sinusais da exposição de implantes dentários à cavidade do seio maxilar. Oral Surg Oral Med Oral Pathol Oral Radiol Endod 103(5): 623-625

48 Schwartz-Arad D, Herzberg R, Dolev E. A prevalência de complicações cirúrgicas do procedimento de enxerto sinusal e o seu impacto na sobrevivência do implante. J Periodontol 2004 Abr;75(4):511-516.

49 Bhattacharyya N. Sinusite maxilar crónica bilateral após o procedimento de elevação do seio maxilar. Am J Otolaryngol 1999 Mar-Abr;20(2):133-135.

50 Levin L, Herzberg R, Dolev E, Schwartz-Arad D. Tabagismo e complicações de enxertos onlay e operações de elevação do seio maxilar. Int J Oral Maxillofac Implants 2004 May- Jun;19(3):369-373.

51 Timmenga NM, Raghoebar GM, Boering G, Van Weissenbruch R. Função do seio maxilar após elevação do seio maxilar para a inserção de implantes dentários. Int J Oral Maxillofac Surg 1997 Sep;55(9):936-939.

52 Cote MT, Segelnick LS, Rastogi A, Schoor R. Opinião dos especialistas em otorrinolaringologia do estado de Nova Iorque sobre a indicação para o lifting pré-sinusal. J Periodontol 2011 Feb;82(2):227-233.

53 .Y.Manor, O. Mardinger, I. Bietlitum, A. Nashef, J. Nissan, G. Chaushu, Sinais e sintomas tardios de sinusite maxilar após aumento do seio maxilar.Oral Surg Oral Med Oral Pathol Oral Radiol Endod,110,2010, 1079-2104

54 Esposito M, Felice P, Worthington HV. Intervenções para substituição de dentes perdidos: procedimentos de aumento do seio maxilar. Cochrane Database Syst Rev 2006; (5): CD008397.

55 Tawil G, Aboujaoude N, Younan R. Influência dos parâmetros protéticos nas taxas de sobrevivência e de complicações de implantes curtos. Int J Oral Maxillofac Implants. 2006;21:275-282.

56 Friberg B. A maxila posterior: considerações clínicas e conceitos actuais utilizando implantes Brânemark System. Periodontol 2000. 2008;47:67-78 57.Srinivasan M, Vazquez L, Rieder P, Moraguez O, Bernard JP, Belser UC. Eficácia e previsibilidade de implantes dentários curtos (& lt; 8 mm): uma avaliação crítica da literatura recente. Int J Oral Maxillofac Implants. 2012;27:1429-1437.

58 . Raviv E, Turcotte A, Harel-Raviv M. Implantes dentários curtos em altura óssea alveolar reduzida. Quintessence Int. 2010;41:575-579.

59 . Li T, Yang X, Zhang D, Zhou H, Shao J, Ding Y, Kong L. Análise da viabilidade

biomecânica de um implante largo na região do seio maxilar moderadamente atrófica com o método dos elementos finitos. Oral Surg Oral Med Oral Pathol Oral Radiol. 2012;114:1-8.

60 . Anitua E, Orive G, Aguirre JJ, Andia I. Avaliação clínica a cinco anos de implantes dentários curtos colocados em áreas posteriores: um estudo retrospetivo. J Periodontol. 2008;79:42-48.

61 . Telleman G, Raghoebar GM, Vissink A, Meijer HJ. Impacto da mudança de plataforma nos níveis ósseos interproximais em redor de implantes curtos na região posterior; resultados de 1 ano de um ensaio clínico aleatório. J Clin Periodontol. 2012;39:688-697.

62 . Griffin TJ, Cheung WS. A utilização de implantes curtos e largos em áreas posteriores com altura óssea reduzida: uma investigação retrospetiva.J Prosth.Dent.2004;92:139- 144.

63 . Anitua E, Orive G. Implantes curtos em maxilas e mandíbulas: um estudo retrospetivo com 1 a 8 anos de seguimento. J Periodontol. 2010;81:819-826.

64 . Morand M, Irinakis T. O desafio da terapia com implantes na maxila posterior: uma justificação para a utilização de implantes curtos.J Oral Implantol.2007;33:257-266.

65 . Kitamura E, Stegaroiu R, Nomura S, Miyakawa O. Biomechanical aspects of marginal bone resorption around osseointegrated implants: considerations based on a three-dimensional finite element analysis. Clin Oral Implants Res. 2004;15:401-412.

66 . Misch CE, Suzuki JB, Misch-Dietsh FM, Bidez MW. Uma correlação positiva entre trauma oclusal e perda óssea peri-implantar: suporte da literatura. Implant Dent. 2005;14:108-116.

67 . Blanes RJ. Até que ponto a relação coroa/implante afecta a sobrevivência e as complicações das reconstruções implanto-suportadas? Uma revisão sistemática. Clin Oral Implants Res. 2009;20 Suppl 4:67-72.

68 . Chang SH, Lin CL, Lin YS, Hsue SS, Huang SR. Comparação biomecânica de um implante único curto e largo com encaixe monocortical ou bicortical na maxila posterior atrófica e um implante longo no seio maxilar aumentado. Int J Oral Maxillofac Implants. 2012;27:102-111.

69 . Atieh MA, Zadeh H, Stanford CM, Cooper LF. Sobrevivência de implantes dentários curtos para tratamento de edentulismo parcial posterior: uma revisão sistemática. Int J Oral Maxillofac Implants. 2012;27:1323-1331.

70 Esposito M, Grusovin MG, Rees J, et al. Eficácia dos procedimentos de elevação do seio maxilar na reabilitação com implantes dentários: uma revisão sistemática da Cochrane. Jornal Europeu de Implantologia Oral. 2010;3(1):7-26

71 . Raviv E, Turcotte A, Harel-Raviv M. Implantes dentários curtos em altura óssea alveolar reduzida. Quintessence Int. 2010;41:575-579.

72 . Morand M, Irinakis T. O desafio da terapia com implantes na maxila posterior: uma justificação para a utilização de implantes curtos.J Oral Implantol.2007;33:257-266.

73 . das Neves FD, Fones D, Bernardes SR, do Prado CJ, Neto AJ. Implantes curtos - uma análise de estudos longitudinais. Int J Oral Maxillofac Implants. 2006;21:86-93.

74 Tulasne JF. Fixações osseointegradas na região pterigoide. In: Worthington P, Branemark PI. eds. Cirurgia de Osteointegração Avançada. Aplicações na região maxilofacial. Chicago, Ill: Quintessence; 1992;182-188.

75 Nocini PF, Albanese M, Fior A, De Santis D. Colocação de implantes na tuberosidade maxilar: a técnica de Summers efectuada com osteótomos modificados. Clin Oral Implants Res. 2000; 11:273-278.

76 Khayat P, Nader N. A utilização de implantes osseointegrados na tuberosidade maxilar. Pract Periodont Aesthet Dent. 1994;6:53-61

77 Park YJ, Cho SA. Análise retrospetiva de gráficos sobre a taxa de sobrevivência de acessórios instalados na tuberosidade óssea para casos com molares superiores unilaterais ausentes: um estudo de 7 casos. J Oral Maxillofac Surg. 2010;68:1338-

1344.

78 Ridell A, Gro" ndahl K, Sennerby L. Colocação de implantes Bra°nemark na região do tubérculo maxilar: considerações anatómicas, técnica cirúrgica e resultados a longo prazo. Clin Oral Implants Res. 2009;20:94-98.

79 Eugénia C, David P, Maria P. Reabilitação da Maxila Posterior Atrófica com Implantes Pterigóides: Uma Revisão. J Oral Implantology 2012:38(1);461-66.

80 Valero'n JF, Valero'n PF. Resultados a longo prazo na colocação de implantes do tipo parafuso na região pterigomaxilo-piramidal. Int J Oral Maxillofac Implants. 2007;22:195-200.

1 1.Balshi TJ, Wolfinger GJ. Gestão da maxila posterior no paciente comprometido: perspectivas históricas, actuais e futuras. Periodontologia. 2000;33:67-81.

82 Graves SL. O implante de placa pterigoide: uma solução para a restauração da maxila posterior. Int J Periodont Restor Dent. 1994;14:512-523.

83 Nevins M, Mellonig JT. Implant therapy clinical approaches and evidence of success. Chicago, Quintessence 1998;2:198-201.

84 Ridell A, Grondahl K, Sennerby L. Colocação de implantes Branemark na região do tubérculo maxilar: considerações anatómicas, técnica cirúrgica e resultados a longo prazo. Clin Oral Impl Res 2009; 20:94-98.

85 Lekholm U, Zarb G. Seleção e preparação dos doentes. In: Brânemark PI, Zarb G, Albrektsson T, editores. Tissue-integrated protheses Osseointegration in clinical dentistry. Chicago: Quintessence;1985.199-209. 86.Branemark PI. Cirurgia e instalação de fixações. Zygomaticus Fixture Clinical Procedures. 1st ed.Goteborg, SwedemNobel BiocareAB;1998.p. 1.

87 Uchida Y, Goto M, Katsuki T, Akiyoshi T. Medição da maxila e do zigoma como ajuda na instalação de implantes zigomáticos. J Oral Maxillofac Surg 2001;59:1193-1198.

88 .Jaime G Rodriguez- Chessa, Sergio Olate, Henrique Duque Netto, Jamil Shib li,

Màrcio de Moraes, and Renato Mazzonet to Tratamento de maxila atrófica com implantes zigomáticos em 29 pacientes consecutivos // Int J Clin Exp Med. 2014; 7(2): 426-430.

89 Landes CA. Reabilitação protética médio-facial suportada por implantes Zygoma: um estudo de acompanhamento de 4 anos incluindo avaliação da qualidade de vida. Clin Oral Implants Res 2005; 16: 315-325.

90 Bedrossian E, Stumpel L, Beckely M et al. O implante zigomático: dados preliminares sobre o tratamento de maxilares severamente reabsorvidos. Um relatório clínico. Int J Oral Maxillofac Implants 2002; 17: 861-865.

91 Malevez C, Abarca M, Durdu Fet al. Resultado clínico de 103 implantes zigomáticos consecutivos: um estudo de acompanhamento de 648 meses. Clin Oral Implants Res 2004; 15: 18-22.

92 Nkenke E, Hahn M, Lell M et al. Avaliação do local anatómico do osso zigomático para colocação de implantes dentários. Clin Oral Implants Res 2003; 14: 72-79.

93 Boyes-Varley J G, Howes D G, Lownie J F et al. Modificações cirúrgicas ao Protocolo Branemark Zygomaticus no tratamento da maxila severamente reabsorvida: um relatório clínico. Int J Oral

Maxillofac Implants 2003; 18: 232-237.

94 Younger E M, Chapman M W. Morbidity at bone graft donor sites. J Orthop Trauma 1989; 3: 192-195.

95 Joshi A, Kostakis G C. Uma investigação da morbidade pós-operatória após a colheita de enxerto da crista ilíaca. Br Dent J 2004; 196: 167-171.

96 . Nystrom E, Legrell P E, Forssell A et al. Utilização combinada de enxertos ósseos e implantes na maxila severamente reabsorvida. Avaliação pós-operatória por tomografia computorizada. Int J Oral Maxillofac Surg 1995;24:20-25.

97 Pi Urgell J, Revilla Gutie'rrez V, Gay Escoda CG. Reabilitação de maxila atrófica: uma revisão de 101 implantes zigomáticos. Med Oral Patol Oral Cir Bucal. 2008;

1;13:363-370.

98 Ferrara ED, Stella JP. Restauração da maxila edêntula: o caso dos implantes zigomáticos. J Oral Maxillofac Surg. 2004;62:1418-1422

99 .Pen~ arrocha M, Garcfa B, Marti' E, Boronat A. Reabilitação de maxilares severamente atróficos com próteses fixas implanto-suportadas utilizando implantes zigomáticos colocados através da técnica sinus slot: relatório clínico de uma série de 21 pacientes. Int J Oral Maxillofac Implants. 2007;22:645-650.

100 Aparicio C, Ouazzani W, Aparicio A, et al. Implantes zigomáticos Extrasinus: experiência de três anos de uma nova abordagem cirúrgica para pacientes com concavidades bucais pronunciadas na maxila edêntula. Clin Implant Dent Relat Res. 2010;12:55-61.

101 Malo' P, Nobre Mde A, Lopes I. Uma nova abordagem para reabilitar a maxila severamente atrófica utilizando implantes ancorados extramaxilares em função imediata: um estudo piloto.JProsthet Dent.2008;100:354-366 102.Block MS, Haggerty CJ, Fisher GR (2009) Nongrafting implant options for restoration of the edentulous maxilla. J Oral Maxillofac Surg 67:872-881 103.Aparicio C, Ouazzani W, Aparicio A, Fortes V, Muela R, Pascual A, Codesal M, Barluenga N, Manresa C, Franch M (2010) Implantes zigomáticos extrasinus: Experiência de três anos de uma nova abordagem cirúrgica para pacientes com concavidades bucais pronunciadas na maxila edêntula. Clin Implant Dent Relat Res 12(1):55-61

104 Aparicio C, Ouazzani W, 104.Garcia R, Arevalo X, Muela R, Fortes V (2006) Um estudo clínico prospetivo sobre implantes de titânio no arco zigomático para reabilitação protética da maxila edêntula atrófica com um seguimento de 6 meses a 5 anos. Clin Implant Dent Relat Res 8(3):114-122

105 . Stella J, Warner M (2000) Técnica de ranhura sinusal para simplificação e melhor orientação de implantes dentários zigomáticos: uma nota técnica. Int J Oral Maxillofac Implants 15:889-893

106 Penarrocha M, Garcia B, Marti E, Boronat A (2007) Reabilitação de maxilares

severamente atróficos com próteses fixas implanto-suportadas utilizando implantes zigomáticos colocados através da técnica sinus slot: Relatório clínico de uma série de 21 pacientes. Int J Oral Maxillofac Implants 22(4):645-650

107 Penarrocha-Diago M, Boronat A, Cervera R, Garcia B (2006) Próteses ceramometálicas fixas sobre implantes anteriores e transzigomáticos utilizando a técnica de sinus slotRelato de um caso. J Oral Implantol 32(1):38-40 108.Aparicio C. A proposed classification for zygomatic implant patient based on the zygoma anatomy guided approach (ZAGA): a cross-sectional survey. Eur J Oral Implantol 2011:4: 269-275.

109 . Aparicio C. A abordagem guiada pela anatomia do zigoma (ZAGA). Em: Aparicio C, editor. Implantes zigomáticos: a abordagem guiada pela anatomia. Berlim: Ed. Quintessence, 2012:113-135.

110 Malo' P, Nobre Mde A, Lopes I. Uma nova abordagem para reabilitar a maxila severamente atrófica usando implantes ancorados extramaxilares em função imediata: um estudo piloto. J Prosthet Dent. 2008;100:354- 366

111 Davo R, Malevez C, Rojas J. Função imediata na maxila atrófica usando implantes de zigoma: um estudo preliminar [a correção publicada aparece em J

Prosthet Dent. 2008; 99:167]. J Prosthet Dent. 2007;97:44-51

112 Kahnberg KE, Henry PJ, Hirsch JM, et al. Avaliação clínica do implante de zigoma: Acompanhamento de 3 anos em 16 clínicas. J Oral Maxillofac Surg. 2007;65:2033-2038.

113 Hirsch JM, Ohrnell LO, Henry PJ, et al Uma avaliação clínica da fixação do zigoma: um ano de acompanhamento em 16 clínicas. J Oral Maxillofac Surg. 2004;69:22-29.

114 Branemark PI, Gro "ndahl K, Ohrnell LO, et al. Zygoma fixture in the management of advanced atrophy of the maxilla: technique and long-term results. Scand J Plast Reconstr Surg Hand Surg. 2004; 38:70-85 115.Aparicio C, Ouazzani W, Garcia R, Arevalo X, Muela R, Fortes V. Um estudo clínico prospetivo sobre implantes

de titânio no arco zigomático para reabilitação protética da maxila edêntula atrófica com um acompanhamento de 6 meses a 5 anos. Clin Implant Dent Relat Res. 2006;8:114-122.

116 Galàn-GilS,Penarrocha-DiagoM,Balaguer Martvnez J, Marti-Bowen E. Reabilitação de maxilas severamente reabsorvidas com implantes zigomáticos: uma atualização. Med Oral Patol Oral Cir Bucal. 2007. 1 de maio;12(3):216-220.

117 .Chrcanovic BR, Abreu MHN. Sobrevivência e complicações dos implantes zigomáticos: uma revisão sistemática.Oral Maxillofac Surg. 2013. Jun;17(2):81-93. 10.1007⁄s10006-012-0331-z

118 . Ishak MI, Abdul Kadir MR. Opções de tratamento para maxilas gravemente atróficas. Em: Ishak, MI; Abdul Kadir, MR - editores. Biomecânica em Medicina Dentária: Evaluation of Different Surgical Approaches to Treat Atrophic Maxilla Patients (Avaliação de diferentes abordagens cirúrgicas para tratar pacientes com maxilas atróficas). New York: Springer; 2013;9-26.

119 Khachatryan G, Khachatryan L, Hakobyan G, Seyranyan A. Decisões implantológicas alternativas para a reabilitação de pacientes com edentulismo e maxila gravemente atrófica. ARC Journal of Dental Science Volume 2, Edição 3, 2017, PP 22-28 ISSN No. (Online) 2456-0030

DQI:http://dx.doi.org/10.20431/2456-0030.020300

Detalhes do autor

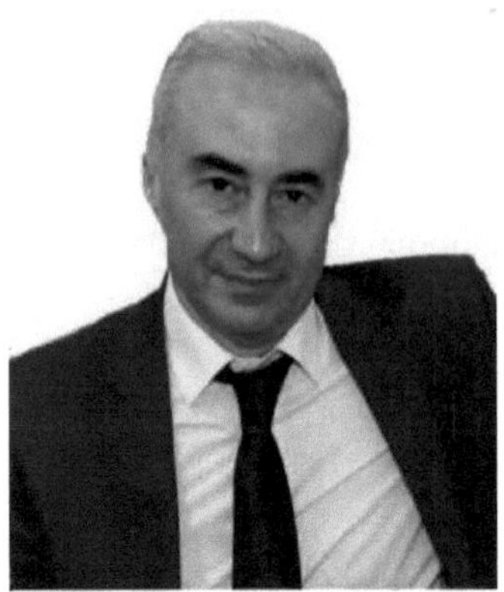

Gagik Hakobyan DMSc, Doutoramento

Professor, Chefe do Departamento de Cirurgia Oral e Maxilofacial Yerevan State Medical University after M. Heratsi, Arménia

Pedidos de reimpressão e correspondência para:

Gagik Hakobyan

Endereço postal: 0028 Kievyan str. 10 ap. 65

Yerevan, Arménia

correio eletrónico: prom_hg@yahoo. com

Financiamento

O trabalho não foi financiado.

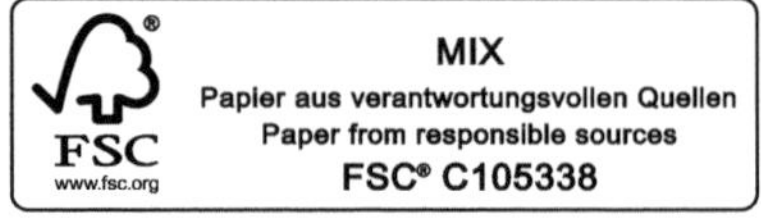

Printed by Books on Demand GmbH, Norderstedt / Germany